U0034335

健康 Smile 77

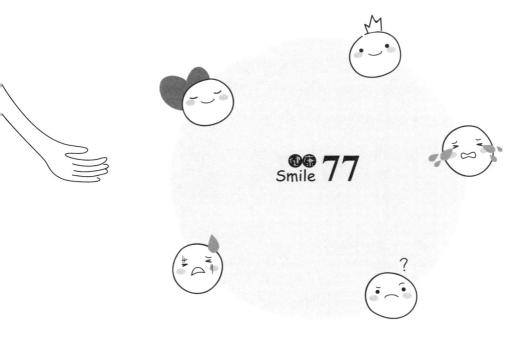

It Starts with the Egg

# 給所有想當媽媽的人
# 科學實證養卵聖經

## 現在準備剛剛好，養好卵子生寶寶！

瑞貝卡·費特 Rebecca Fett —— 著　謝汝萱 —— 譯

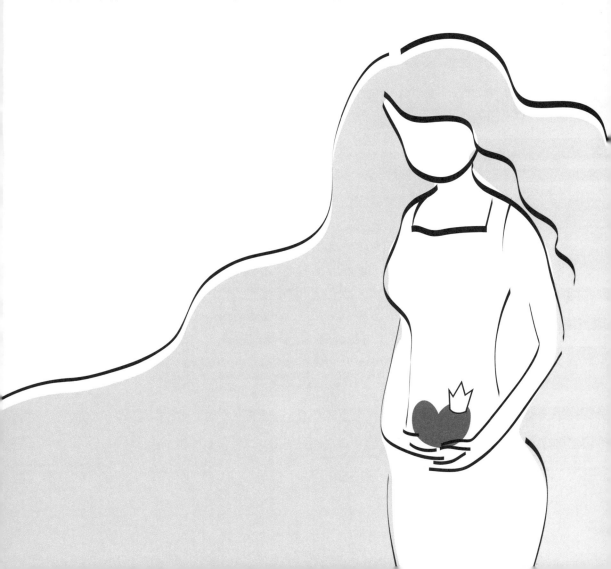

**健康 Smile 77** **給所有想當媽媽的人‧科學實證養卵聖經**
現在準備剛剛好，養好卵子生寶寶！

| | |
|---|---|
| 原書作者 | 瑞貝卡‧費特（Rebecca Fett） |
| 譯　　者 | 謝汝萱 |
| 封面設計 | 柯俊仰 |
| 美　　編 | 李緹瀅 |
| 主　　編 | 高煜婷 |
| 總 編 輯 | 林許文二 |

| | |
|---|---|
| 出　　版 | 柿子文化事業有限公司 |
| 地　　址 | 11677臺北市羅斯福路五段158號2樓 |
| 業務專線 | （02）89314903#15 |
| 讀者專線 | （02）89314903#9 |
| 傳　　真 | （02）29319207 |
| 郵撥帳號 | 19822651柿子文化事業有限公司 |
| 服務信箱 | service@persimmonbooks.com.tw |

| | |
|---|---|
| 業務行政 | 鄭淑娟、陳顯中 |

| | |
|---|---|
| 初版一刷 | 2021年06月 |
| 　　二刷 | 2021年06月 |
| 定　　價 | 新臺幣380元 |
| I S B N | 978-986-5496-11-1 |

Printed in Taiwan 版權所有，翻印必究（如有缺頁或破損，請寄回更換）
歡迎走進柿子文化網 http://www.persimmonbooks.com.tw

～柿子在秋天火紅 文化在書中成熟～

國家圖書館出版品預行編目(CIP)資料

給所有想當媽媽的人‧科學實證養卵聖經：現在準備剛剛好，養
好卵子生寶寶！／瑞貝卡‧費特（Rebecca Fett）著；謝汝萱譯. --
一版. -- 臺北市：柿子文化事業有限公司，2021.06
　　面；　　公分. --（健康Smile；77）
譯自：It starts with the egg : how the science of egg quality can help
you get pregnant naturally, prevent miscarriage, and improve your odds
in IVF

ISBN 978-986-5496-11-1（平裝）

1.懷孕 2.生育力 3.健康法

417.3　　　　　　　　　　　　　　　　　　　110007650

# 專家推薦

## Baby on the Way!

王家瑋生殖醫學暨試管嬰兒中心院長，王家瑋

身為一個專精不孕症、生殖醫學的專科醫師，過去數十年裡接觸了無數為生育所苦的夫妻，這些夫妻不僅僅承受著生育的問題，生理及心理的壓力更是非一般人所能比擬，所以除了正規醫療之外，任何有機會增加懷孕機率的偏方、草藥，或是各種道聽塗說的營養品都會勇於去嘗試，無非是想求多一分懷孕的希望和可能性。

身為一個醫師，我真的可以感同身受其無助和茫然。

就如同本書第一章所說的，卵子的品質，是能懷孕到生產的關鍵，如何養卵，已是看診時最常被關心的議題。

隨著科技和生殖療程的進步，生殖醫學可以幫助的年齡層更廣、但困難度也更高，現在的求孕夫妻，除了一步一步照醫師的療程規劃走之外，本書也提供了大家一些建議，讓自己可以當自己得力的生殖助手。

There's no easy way to success, just hard work.（成功沒有簡單的方法，就是盡最大的努力。）看過很多病人把市面上保健食品當成萬靈丹，但是忽略對自己的風險，以及是否有醫學實證，這些保健食品必須正確服用才能產生助益，而您的體質適合與否仍需要遵從醫師指示。

本書最大的特點，在於深入淺出介紹一些市面上常見的營養補充品，從最基本的作用原理，輔以文獻上最新的研究成果，相對於網路上一些光怪陸離的文章，可以做為一般民眾較有公信力的參考。

只是，要特別注意的是，在這些研究報告當中，不可諱言的，有許多還不是最有公信力的「雙盲前瞻性研究」，所以，自然也有很多醫師會等待大型完美臨床試驗的成果報告確認之後，才會向病人建議這些產品的使用。

然而，在面對自己生育的課題之際，為自己打造更加健康的生活習慣，從飲食、生活、有氧運動做起，輔以適當的營養補充品，絕對有幫助，能夠讓妳／你在面對自己生育的課題時，有機會化逆境為順境！

各位未來爸媽們，讓我們在求孕過程裡面抱最大的希望，盡最大的努力，做最好的準備，讓我們在面對求子課題時都找到可以努力的方向。

Your baby will be on the way! 加油！

# 推薦想凍卵的女性或備孕中的夫妻一起閱讀

茂盛醫院院長、醫學博士，李茂盛教授

茂盛醫院不孕科名醫、醫學博士，李俊逸醫師

作者瑞貝卡・費特以自身不孕經驗，結合淺顯易懂的說明，讓讀者容易吸收備孕相關知識，而書中提到養精、養卵觀念，正是要做人工生殖需要知道的知識，也建議想選擇凍卵的女性或者備孕中的夫妻們能一起閱讀這本書！

# 少數具明確醫學實證並清晰好懂的備孕養卵書

新光醫院生殖中心主任，李毅評醫師

這本書的原書名為「It Starts with the Egg: How the Science of Egg Quality Can Help You Get Pregnant Naturally, Prevent Miscarriage, and Improve Your Odds in IVF」，是2014年由澳洲的瑞貝卡・費特女士費盡苦心所完成的一部精采作品（2019年更新再版）。

費特女士擁有澳洲雪梨大學的分子生物技術與生物化學學位。由於本身也是一位不孕症患者，並且還是一位試管嬰兒療程的接受者，所以跟大部分的試管嬰兒療程患者一樣，她同樣在療程前吃了各式各樣的養卵保健食品，希望能夠提升卵巢功能與試管成功率。

不孕症已經是國安級的重大問題，面對臺灣即將迎接而來的試管嬰兒補助計畫，儘管費用大幅下降，但每一位夫妻在試管嬰兒療程中所承受的身心煎熬，仍是極為巨大的。畢竟，每一支挨的針，都是會痛的。

正因為如此，假使可以提升試管嬰兒的成功率，無論多麼荒謬的事情，都有很多人嘗試。

當然啦，收集好運棉、貫通石、金鑰子、祭拜各地註生娘娘等等，這些都屬於人之常情。但是，各式各樣號稱助孕的保健品，是否還要像神農一樣親嚐百草呢？這樣全盤接受的做法，不只耗費大把的冤枉錢，更是有可能對自己的健康帶來負面的影響。

這樣的試管迷思，這樣的備孕保健品的濫用，舉世皆然。為此，費特女士才會將各種備孕相關的實證醫學資訊蒐集成冊，出版了這本《給所有想當媽媽的人‧科學實證養卵聖經》。

同時，也很開心柿子文化和譯者謝汝萱，為了幫忙臺灣廣大不孕症患者，將這本書引進並翻譯為繁體中文版，讓更多不孕夫妻無論是在自然懷孕還是人工或試管，都能夠有更好的備孕準備。

書中大量引用了許多最新的實證醫學證據，比如說DHEA（脫氫異雄固酮）、維生素D、Q10、肌醇等各種保健食品的正確使用方式，也詳盡

的說明了各種保健食品適用於哪些類型的病人。畢竟，永遠道聽塗說、胡亂服用，就會出現明明是多囊性卵巢症候群患者，本身已經是雄性素過高的體質，卻因為誤解而拚命服用更多的DHEA，這樣反而加重了自己的男性荷爾蒙過高的問題，不但不會提升卵子品質，反而對自己的多囊控制有不良影響。

這是很難得的一本書，備孕養卵的書籍千百本，這是少數具有明確實證醫學證據，並清晰好懂的一本書，適合所有即將接受試管嬰兒療程的夫妻。

# 具名推薦

媽媽寶寶副社長暨總編輯，葉怡君

# 國際好評

瑞貝卡・費特第一版的《給所有想當媽媽的人・科學實證養卵聖

經》就已經徹底改變了生育群體對補充劑的看法、環境毒素對生殖健康的影響。藉由總結實證研究，她把臆測的資訊從建議中剔除……我很高興這本書有新版本可以推薦給我的病人。

——蘿拉・沙辛（Lora Shahine）醫學博士
美國婦產科醫生學會會員、太平洋西北生育中心復發性妊娠流產中心主任


瑞貝卡・費特通過詳細且最新的研究，提供了清晰的指引給那些希望大幅度提高試管嬰兒成功機率的患者，使其得以為創造順利懷孕的環境做出實際的改變。

——林賽・吳（Lindsay Wu）博士
澳大利亞新南威爾士大學醫學中心老化研究實驗室


本書針對環境化學物質與生育能力下降和其他健康問題之間的最新科學進行了合理和平衡的回顧報告。讀者們會在當中找到一些適宜的建議，像是如何避免令人擔憂的化學物質，可謂為那些希望提高健康懷孕機率的夫妻提供有用的指南。

——勞拉・範登博格（Laura Vandenberg）博士
麻塞諸塞大學阿默斯特分校公共衛生學院


瑞貝卡・費特在本書中，就營養對生育和生育治療的影響提供了急需的科學證據，為求孕的伴侶提供了寶貴的資訊。

——約翰・特維特（John Twigt）博士，荷蘭伊拉斯謨醫學中心婦產科

這本書是非常有用的資源，研究得很好，寫得通俗易懂，當中的資訊和行動計畫也很容易理解。我向任何想懷孕的女人推薦這本書。

——克萊兒·迪肯（Claire Deakin）博士，倫敦大學學院


瑞貝卡為所有的女性、兒童和後代做出了巨大的貢獻，從人類生命的開始，檢查哪些有毒化學物質會對卵子造成傷害……這本書是關於不斷增長的有毒物質暴露問題的絕佳補充資料。

——黛布拉·林恩·達德（Debra Lynn Dadd）
《無毒：如何保護你的健康和家庭，避免被讓你生病的化學物質侵害》作者


瑞貝卡·費特的這本鉅作是一本完整的指南，介紹了女性在嘗試懷孕前為提高卵子質量所能做的一切，本書還將資訊整理成易於理解的要點，準確地顯示出如何做才能達到妳／你想要的狀態——成為一個快樂、健康、美麗寶寶的父母！

——謝麗兒·阿爾孔（Cheryl Alkon）
《平衡妊娠與既往糖尿病：健康媽媽，健康寶寶》作者


瑞貝卡·費特的視角、經驗、知識和科學背景等，很可能會徹底改變我們現今與生育相關的全球對話、理解和實踐——這本書對許多人生命的影響難以估計！

——克勞蒂雅·韋爾奇（Claudia Welch）博士
《平衡你的荷爾蒙，平衡你的生活》作者

# 讀者迴響

☆這本書很棒且很有教育意義！

☆在被診斷出不明原因的不孕症之後，3年的不斷嘗試和失敗讓我對醫療幫助和自己失去了所有信心。而且，我們已經無法再負擔一次生育治療了，所以我把希望轉向飲食和補充劑。這本書很有啟發性，我開始服用泛醇（輔酶Q10產品）、維生素D和肌醇，我還戒掉了所有精製碳水化合物、糖和加工食品，盡量只吃營養豐富的瘦肉、堅果和蔬菜。知道嗎？在執行書中的計畫4個週期之後，我第一次看到試紙上出現了兩條線！

☆我遵循了這本書幾乎所有建議6個月（由於Covid-19，我和先生推遲了懷孕的計畫），並且在第一次嘗試時就自然懷孕了（我43歲了）。我現在進入孕期的第19週，一切看起來都很好，由於年齡較大，我有做絨毛採樣術，結果一切正常，我今天進行了超音波解剖掃描，結果一樣正常。當初我的內科醫生向我推薦了這本書，我真的很感激，我已經在做其中推薦的一些事情。我和我丈夫一直遵循著書中的補充劑建議……根據推測，在我這個年紀，我每個月只有5%的機會受孕，如果真的懷孕，流產的機率是60%——在43歲時第一次嘗試自然懷孕並擁有一個正常成長和發育的健康嬰兒，感覺就像一個奇蹟！

☆在我第二次試管嬰兒失敗後，我決定購買這本書。在我們先前所做的兩個週期當中，其中一次，11～12胚胎中只有1個進入囊胚階段，第一次囊胚檢測異常；第二次雖然囊胚檢測正常，但移植後，我並沒有懷孕。在開始第三次的試管嬰兒週期之前，我開始服用作者建議的補充劑（減去DHEA），我還根據書中的指南，換掉了我的大部分個人護理產品和清潔產品，以減少接觸不利於生育的化學成分。我要很高興地報告，我的第三次試管嬰兒成功了！我懷孕了！

☆我一直承受著反覆流產之苦，而且已經盡我所能閱讀了所有建議或相關資訊。一位朋友後來告訴我，她嘗試懷孕6年多，終於在遵循這本書中的建議之後，在41歲擁有一個健康的男寶寶，而且是自然懷孕的。我在讀這本書時真的哭了，因為我第一次感到有希望了——然而老實說，作者的分享雖然看起來很有科學證據，但的確有不少我在其他任何地方都沒有見過，的確讓人有些許不安……但我還是立即開始執行建議並服用補充劑，我相信我將來能夠為這篇評論更新上好消息！**更新**我按照計畫堅持了4個月，現在終於懷上了一個健康的寶寶！這發生在過去16個月反覆流產、每次檢查都沒有下文之後！10000%是因為這本書！作者真的是我的守護天使，謝謝！謝謝！

## CONTENTS

| 推 薦 | **各界迴響** 003

| 作者序 | **妳有能力扭轉劣勢** 020

| 導 言 | **科學養卵，讓我第一次試管嬰兒就成功** 023

我的試管嬰兒療程之路 024

一旦失敗，不只我一個人需要重來…… 025 | 第一次試管週期取
卵，就創下診所最佳紀錄 028

當專家跟不上科學新知，網路資訊又缺乏實證 029

給4類女性專屬的養卵計畫 033

(1)如果妳正準備懷孕 033 | (2)如果妳不易受孕 033 | (3)想做試管
嬰兒或人工授精 034 | (4)反覆流產不放棄希望 035

父親的精子品質一樣要顧好 038

開始吧！把握3個月「養卵黃金期」 038

**Part 1**
遠離毒素培養懷孕足月的

# 卵子力

| Chapter 1 | **卵子的品質，是能懷孕到生產的關鍵** 042

卵子品質說了算，不是年紀決定一切 043

近半數流產是因為卵子「染色體異常」 045

「胚胎著床前基因篩檢」讓懷孕率增加2倍 047

篩檢不是萬靈丹，重要的是優化卵子品質 049

卵子為什麼會「染色體異常」？ 051

產生異常的階段 052 ｜粒線體受損，因ATP能量不足而使卵子和
胚胎發育出錯 053


| Chapter 2 | **雙酚A塑毒危害卵子染色體、荷爾蒙** 056

不強求零塑生活，先顧慮體內雙酚A濃度 057

實驗老鼠教我們的事 058

雙酚A最容易毒從口入，擾亂雌激素 059

政府禁用雙酚A後的其他隱憂 060

雙酚A對生育的危害有哪些？ 062

(1)卵子品質變差、雌激素偏低，受孕率大減 062 ｜(2)體內雙酚A
超標，干擾孕酮恐流產 065

如何避開雙酚A毒害，又不要太神經質？ 067

(1)從廚房用品開始，換掉塑膠材質的器具 067 ｜(2)避免塑膠品
接觸熱、酸、紫外線光、液體 068 ｜(3)避免加工、罐裝的食品
070 ｜(4)小心感熱紙式的發票、收據 071

懷孕時接觸雙酚A，傷的是母嬰兩代的健康 073


| Chapter 3 | **鄰苯二甲酸酯「塑化劑」和其他更多不孕
毒素** 076

既然是一種生殖毒素，為何不廣泛禁用？ 077

鄰苯二甲酸酯如何影響生育？ 078

(1)使排卵停止、傷害精子 078 ｜(2)減少雌激素的產生 079 ｜(3)造
成氧化壓力，導致卵泡死亡 079 ｜(4)與子宮內膜異位症也有關係
081 ｜(5)早期流產的風險提高 082

如何避開鄰苯二甲酸酯，又不要太神經質？ 084

(1)盡量避免速食與高度加工食品 084 ｜(2)如果可以，減少使用塑

膠去包裝、存放食材 085｜⑶ 小心指甲油、香水、髮膠 086
其他10種妳該提防的常見毒素 090

| Chapter 4 | 妳從未想過要問，會造成不孕、流產的4大
豬隊友 094

一定要問1 維生素D不足→雌激素受阻、子宮內膜異位症 095
維生素D改善免疫和發炎、預防流產 096｜最理想維生素D濃度，
助孕必須比健骨多1倍 097｜助孕、預防流產的維生素D達標濃度
098｜維生素D宜選油性滴劑 098
一定要問2 甲狀腺機能衰退→流產、卵巢早衰、排卵障礙 101
就算是輕症，也需要治療 103｜助孕、預防流產的甲狀腺素達標
濃度 105
一定要問3 乳糜瀉→免疫系統攻擊腸壁，營養不足而不孕 107
乳糜瀉和莫名不孕、流產之間的關聯 109
一定要問4 牙周病→更難受孕、細菌進入羊水造成早產 111

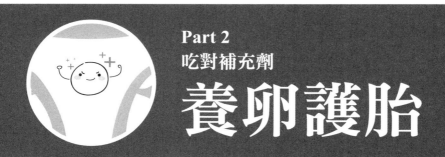

**Part 2**
吃對補充劑
# 養卵護胎

| Chapter 5 | 產前綜合維生素：孕前3個月起盡早吃 116
葉酸 預防脊柱裂、神經管缺損、死胎 117
葉酸與胎兒天生缺陷的研究發展歷史 118｜葉酸降低排卵障礙，

有益於卵子成長、增加受孕 120 ｜ MTHFR基因突變降低代謝葉酸的能力 122 ｜ 請選甲基葉酸，勝過合成葉酸 124 ｜ 無MTHFR突變問題者的葉酸補充建議 126

**維生素B₁₂、B₆** 關係胚胎品質，有助於降低流產 127

**其他更多營養素 128**


| Chapter 6 | **輔酶Q10：給卵子充足的能量** 130

**輔酶Q10為何能改善卵子品質？ 131**

ATP能量是保障卵子品質的關鍵 131 ｜ 輔酶Q10是粒線體產生能量的基本原料 135

**如何攝取輔酶Q10補充品？ 137**

有求子需求時的建議劑量 137 ｜ 分次且隨餐吃最佳 140

**持續吃輔酶Q10的安全性與副作用 141**

**備孕前3個月開始吃Q10，吃到何時？ 142**

**知難吃易，改善卵子力很簡單 144**


| Chapter 7 | **褪黑激素和其他抗氧化劑：對症救援卵子品質** 145

**抗氧化劑是什麼？為何想生孩子更需要它？ 146**

氧化物傷害粒線體，與多種生育障礙有關 147 ｜ 抗氧化劑養卵護胎，每種用途不同 150

**褪黑激素** 發育佳的卵泡裡的濃度高 151

褪黑激素×試管嬰兒療程者：卵巢抗氧化力更勝維生素 151 ｜ 褪黑激素×子宮內膜異位症：減少病變疼痛 154 ｜ 褪黑激素×多囊性卵巢症候群：與肌醇發揮加乘療效 155 ｜ 褪黑激素補充劑的吃法（臺灣需要處方箋才能取得） 156

**其他能促進生育的抗氧化劑 158**

● **維生素E** 產前每日少量攝取就可以，多吃無益 158 ｜ ● **維生素C** 不孕、子宮內膜異位症值得參考 160 ｜ ● **硫辛酸** 改善多囊性卵巢症

候群、發炎引起的不孕 162｜ ●乙醯半胱胺酸 多囊性卵巢症候群者
改善卵子力最明顯 165

多種產前補充劑適用狀況、典型劑量 170

| Chapter 8 | **肌醇：恢復排卵能力，預防妊娠糖尿病** 172

肌醇是什麼？卵泡內濃度高容易受精 173

多囊症、糖尿病最適用，試管嬰兒效果明顯 174

肌醇×多囊性卵巢症候群：平衡胰島素 176

降低多囊性卵巢症候群胰島素濃度的另類選擇 176｜肌醇搭配葉
酸，得到雙倍的優質卵子和胚胎 178｜多囊症和妊娠糖尿病常相
伴而來，更需要肌醇 179

肌醇×流產：檢查胰島素，降低流產風險 180

肌醇的吃法：孕期中持續服用，避免糖尿病 180

和「肌醇」大不同，「手性肌醇」反而壞事 181

肌醇特別有益多囊症、糖尿病、排卵障礙者 182

| Chapter 9 | **DHEA：治療卵巢儲備功能低下** 183

DHEA的故事，為高齡卵巢帶來希望 184

DHEA是影響卵泡發育的關鍵荷爾蒙 185

第九次取卵，DHEA終於幫得16個胚胎 186

卵巢早衰、功能低下者宜考慮DHEA 188

DHEA×卵巢儲備功能低下：胚胎質量變好，懷孕率增加 189｜
DHEA×試管嬰兒療程：驚喜自然懷孕了！ 191｜DHEA×流產：
減少染色體異常，流產率大降 192

DHEA提升睪酮量，促進早期卵泡發育 194

DHEA那麼好，為什麼仍有診所不建議？ 195

檢驗DHEA-S、睪酮濃度，確保符合懷孕所需 197

DHEA的安全性與副作用 198

糖尿病、躁鬱症、特殊癌症，不宜服用DHEA 199｜DHEA×子宮

內膜異位症：可短期服用逆轉卵巢功能 199｜DHEA╳多囊性卵巢症候群：通常不建議，但有例外 200

吃DHEA選擇「微粒化」，定期檢驗決定劑量 201

不宜只看單品作用，請與醫師討論 202


| Chapter 10 | **其實這些補充劑對卵子和生育力有害** 204

碧容健 非人體內自然存在，亦無科學實證 205

蜂王乳 恐干擾荷爾蒙、引起致命過敏 206

精胺酸 增加一氧化氮，使卵泡激素亂序 206

可能會降低卵子與胚胎品質 207｜可考慮補充精胺酸的情況 209

亂服未經證明的補充劑，小心生育問題惡化 210


| Chapter 11 | **準備胚胎移植，慎選子宮內膜補充劑** 211

準備移植期間的2個核心目標 213

協助子宮內膜健全發育的補充劑 214

進一步加強子宮內膜 216

可能使用的處方藥 216｜搔刮術的運用 216｜針灸能降低壓力荷爾蒙，減輕孕期焦慮 217


| Chapter 12 | **全面補充劑範例，起訖劑量很重要** 220

何時開始服用補充劑？ 221

何時停止服用補充劑？ 221

完整補充劑計畫範例 223

基本補充劑計畫 盡早開始，更快懷孕 223｜中期補充劑計畫 不易懷孕——著重抗氧化劑 224｜中期補充劑計畫 多囊性卵巢症候群、排卵不規律 225｜進階補充劑計畫 子宮內膜異位症——著重減輕發炎 226｜進階補充劑計畫 反覆流產——著重減少染色體異常 227｜進階補充劑計畫 藉由人工授精或試管嬰兒療程懷孕 228

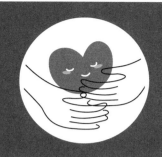

**Part 3**
準爸媽共同努力全方位提升
# 受孕力

| **Chapter 13** | **質量都提升！促進卵子品質關鍵飲食** 232

**控制醣類** 平衡血糖、胰島素，使荷爾蒙和排卵正常 233

研究18000人顯示：高升糖指數＝高不孕風險 235｜血糖、胰島素
×卵子品質：高血糖使懷孕率低7倍 237｜胰島素×流產風險：高
阻抗造成反覆流產 239｜助孕飲食的良好比例：醣類40、蛋白質
30、脂肪30 239｜助孕的正確醣類：豆籽、堅果、蔬菜、全穀類
241｜少糖飲食 241｜高醣蔬菜適量攝取：蕃薯、紅蘿蔔、南瓜含
維生素 243｜平衡血糖的其他好處：稍微減重就改善生育力 244

**麩質、乳類** 需要禁食嗎？先禁2週看反應 244

**地中海飲食** 促進生育力，補足抗氧化劑 245

**● 葉酸、維生素B₉和B₁₂** 地中海飲食中的關鍵維生素 246｜**● Omega-3**
魚類油脂對男女生育力都好 248｜**● 橄欖油** 油酸、亞油酸有助卵
子發育 250｜地中海飲食減少造成流產的發炎問題 251

因應免疫系統導致流產，修正後的生育飲食 252

酒精×生育力：界限未明，遠離比較保險 256

咖啡因×生育力：茶類也有咖啡因，關乎流產 258

全面生育飲食法：粗穀減醣、多海鮮、好油脂 260

養卵助孕飲食行動：Do and Don't 261

| **Chapter 14** | **希望的另一半：妳男人的精子品質** 262

為何想要孩子這麼難？別讓迷思比事實更難搞 262

迷思1 難懷孕通常是女性的問題？263 ｜ 迷思2 男性生育力50歲後才會下降？265 ｜ 迷思3 無論做什麼，都改變不了精子品質？266

**精子品質補充劑** 268

每天攝取含維生素、抗氧化劑的綜合補充劑 269 ｜ 輔酶Q10防禦DNA氧化 270

**「進階」精子品質補充劑，3個月明顯改善DNA缺損** 272

**提升精子抗氧化關鍵飲食法** 274

**減少飲酒，做試管嬰兒者尤其節制** 276

**減少接觸環境毒素，降低氧化壓力** 276

● 鄰苯二甲酸酯 傷害男女生育力的內分泌干擾素 277 ｜ ● 雙酚A 干擾精子生產、造成精子DNA斷裂 279 ｜ 鉛、其他重金屬 造成精子異常 280 ｜ 市售潤滑劑 含化毒降低精子活動 280 ｜ 高熱源 遠離手機和過緊內褲，保持涼爽 281

｜ 結　語 ｜ **實現幸福夢想，請與身旁女性分享訊息** 284

# 妳有能力扭轉劣勢

　　自2014年3月《給所有想當媽媽的人・科學實證養卵聖經》出版以來，我得到接觸數千位讀者的機會。很多人告訴我，這本書為他們艱辛又漫長的求子之路帶來一線希望；在歷經多次流產、試管嬰兒療程失敗之後，他們終於感覺到自己有能力扭轉劣勢！

　　我因而見證了許多成功懷孕的故事，包含多位女性在長年努力後，終於第一次獲得開心的驗孕結果；還有女性在做試管嬰兒的時候，驚喜地發現優質卵子和胚胎數大增；也有人在屢次早期流產之後，終於能夠懷胎足月了……。

　　當然，能夠懷孕並維持到足月這件事，沒有人可以保證成功率百分百，更別說愈來愈多人求子的時機根本太晚，或是其身心障礙大到難以克服。但就這類例子來說，這本書已經協助很多女性堅持不懈，嘗試以不同方法迎獲孩子來到她們的人生，讓她們確定已盡一切努力，以自己的卵子受孕得子。

　　廣義來說，這本書的影響力比我想見的更深遠。每年都有超過3萬名女性閱讀此書，以行動落實書中的建議。書裡提及的多種養卵補充劑，例

如輔酶Q10、脫氫異雄固酮（DHEA），現今已廣獲頂尖人工生殖醫學中心的推薦。另一方面，女性服用多種未經證實效用且具潛在害處的草藥補給品的弊習，則日漸式微。

此外，生活中應減少接觸雙酚A（BPA，化工塑料）、鄰苯二甲酸酯（phthalates，塑化劑）等干擾荷爾蒙分泌的毒素，這類建議過去在生育準則中備受忽略，但如今已成為女性準備做試管嬰兒的關鍵守則。

不過，我必須承認，為避開各種干擾荷爾蒙分泌的毒素，或多或少使女性感到格外有壓力。因此，我更新撰寫新版的《給所有想當媽媽的人・科學實證養卵聖經》，即希望說明此議題，釐清焦點所在，再次強調我們的目標不是完全避開毒源，而是做到幾項小改變來防止最大的危害，以確保妳不會暴露在高濃度的隱形毒素中，危害生育力卻不自知。

我們會在書中提到的雙酚A、鄰苯二甲酸酯的最新研究，以便進一步支持這個觀念：我們只要關注高於平均值的濃度就好了。這項新研究清楚的點出，我們應該把焦點擺在哪裡，才不會太過擔心其實影響不大的潛在毒素來源。

除此之外，我也收錄了全新的養卵飲食報告，為大家提供更多的補充劑與餐飲建議。例如研究證實，重視血糖控制並採用地中海飲食，確實能提升試管嬰兒的成功率。而自初版的《給所有想當媽媽的人・科學實證

養卵聖經》出版以來，許多醫學研究也提供更多強力證據，支持我書中所提DHEA等補充劑的助孕論點。在幾項臨床研究的支持下，DHEA能改善女性卵巢儲備功能低下之卵子數量與品質等問題，這點已毫無爭議。

同樣的，今日也有更多科學研究分析如何改善男性精子品質，並指明其重要性；近期研究在在證實，精子品質是女性流產的要因。不過，這方面也有好消息，有案例研究顯示，Omega-3魚油等補充劑有助改善精子品質，避免流產危機。我也會解說上述科學及各種相關最新研究，讓妳獲得養卵助孕且保持孕期健康的最佳機會。

# 科學養卵，讓我第一次 試管嬰兒就成功

無論妳是剛考慮生孩子，卻陷入生育與試管療程失敗的漫長輪迴，或是歷經多次流產而身心俱疲，提供卵子需要的特定營養素以支持胚胎發育，以及避除危害無窮的毒素，都是至關重要的事。

《給所有想當媽媽的人·科學實證養卵聖經》將會教妳做幾件簡單的事，幫助妳獲得最佳懷孕機會，將健康寶寶帶回家。

這一切，得要從卵子說起。

傳統觀念認為，女性一輩子擁有多少顆卵子是天生的，且品質隨年齡增長而大幅衰落。

但是，這並不是事情的全貌。

在我們一生的大多數時候，卵子都是以未成熟細胞的生命中止狀態而存在著，然而，等到排卵前的3、4個月，卵子就必須歷經重大變化的過程：尺寸大幅增長，產生更多能量，並接著進行精確的分離與排出複製染

色體。這個過程一旦出錯，卵子便會出現染色體異常，而且這種情況並不少見。事實上，這就是早期流產與試管嬰兒療程失敗、同時也是高齡女性比較不容易懷孕最主要的原因。

許多女性被告知說，在改善卵子品質這件事上，她們所能夠做的很少，但這個舊觀念已經被最新研究駁斥了。**現在我們知道，排卵前的成長期是重要關鍵，此時期有很多因素都會影響到卵子的品質，好壞皆然，例如暴露在雙酚A、鄰苯二甲酸酯等塑料毒素中會造成傷害；反之，額外攝取抗氧化劑與其他營養素則有保護效用。**因此，把握這段為期甚短的黃金時間，確實有機會優化卵子品質。

本書將引導妳擬定有強力科學研究所支持的專屬策略。最為重要的是，本書所根據的絕非那些對卵子品質不良的成因與解方提出誘人暗示的孤立動物研究；畢竟個別研究──特別是動物或試管研究──提供的僅是有限的證據，不可盡信。本書的建議是基於對眾多醫學研究的全面分析，包含諸多團隊已經證實、以真實個案為對象的具體報告。

# 我的試管嬰兒療程之路

如果妳目前正在諮詢生育專家，妳可能已經被建議服用能改善卵子品質的補充劑，當中有些醫師的建議可能比其他醫師更先進、更有科學研

究基礎。至於我寫這本書的目標,則是提供一項工具,幫助大家充分理解做哪些事有幫助、原因何在,以便自行做出有見識的決策。

但首先,請容我交代我是如何投入卵子品質科學之研究的。我的使命來自和許多女性相同的不孕恐懼與焦慮。

## 一旦失敗,不只我一個人需要重來……

當年,我正將準備接受試管嬰兒療程,內心不禁擔憂:「這會行得通嗎?」「取出的卵子夠用嗎?」「培養得出好到能移植並使我成功受孕的胚胎來嗎?」

每次的試管嬰兒療程,都充滿著讓事情出錯的可能,賭注甚高。在我們的療程當中,還有一個人也仰賴我來產生足夠的卵子——我們的代理孕母。如果療程失敗了,要再次重複所有注射和醫師門診的不只是我,還有她。

然而,後來發生了意想不到的事——我被診斷出「卵巢儲備功能低下」!生育專科醫師說我需要最強效的藥物療程才能懷孕,但就算最後能取得少數卵子,能成功移植胚胎的機率也不高。我詢問醫師應該服用哪種補充劑來增加機率,他沒有給我明確的答案。於是,我開始動用自己在分子生物學和生物化學上的訓練,為自己找出科學研究的明確答案。

我攻讀分子生物學學位時，研究過DNA受損與修復的機制、細胞內產生能量的過程，以及抗氧化劑與這兩種過程的關係；此外，我也研究過卵子內的染色體重組，並於受精前後自動分離的複雜系統。

在更深入鑽研卵子品質的相關科學文獻後，我多年前的學知識開始與近期的突破性研究結合，形成「卵子內染色體異常的各種肇因及外部因素影響」之梗概。簡而言之，研究顯示，我們對卵子品質的觀念正悄悄面臨著巨大的革命。

我開始將所學付諸實踐，積極改善飲食，減少攝取精緻醣類（降低已知會影響卵子品質的胰島素），每天服用特定補充劑；同時，我也減少接觸居家毒素，例如以玻璃品取代塑膠品、購買不含香精的清潔劑等。

我還決定攝取DHEA（脫氫異雄固酮）這種荷爾蒙。之後將說明，如今已有許多臨床實驗證明，DHEA能改善卵巢儲備功能低下者的受孕率。

在那幾個月中，我把自己想成處於「**前懷孕**」**階段**，以保護成長中胎兒的孕婦姿態，保護自己的卵子。這麼做很讓我自己放心，因為即使試管嬰兒療程失敗了，至少還能安慰自己，我已經盡了一切努力來獲得健康的胚胎。

話雖如此，我也不特別期待奇蹟發生，依然擔心低下的卵巢儲備功

能會讓這場仗打得異常艱辛。我讀過卵巢功能與試管嬰兒成功率的統計數字，那實在讓人樂觀不起來。

竭力改善卵子品質幾個月之後，我和老公回診例行檢查排卵狀況，以進行刺激排卵的藥物治療。

我們驚喜地發現，每個卵巢裡不再只有2、3個卵泡（單一卵子在其中成熟的小結構），超音波顯示我大概有20個卵子正在成熟！這個數字可說正常到不行，我頓時感覺到這顆「卵巢儲備功能低下」的大石頭從肩膀卸下——成功懷孕的機率大幅提升啦！

儘管如此，我整個人還是戰戰兢兢的。幾個禮拜過去了，每天注射藥物、照超音波、抽血檢查。雖然檢查結果一次又一次提升我們對結果的期待，但是醫師也說過，試管嬰兒療程中凡事都說不準，因為稍有不慎就會出錯。我每天早晚拿出裝著注射器、針管、貴森森受胎藥的醫藥箱，準備給自己扎針的時候，都會感到一陣焦慮，我真的很擔心到頭來可能會是白忙一場。

終於到了取卵那天了！我麻醉取卵後醒來發現，他們取得了22顆卵子，而且每顆都是成熟的。儘管麻醉藥未消讓我昏沉，但這個消息猶如一顆定心丸。我試著不要太興奮，我深知前方還有幾道障礙，但那一瞬間，我們都意識到這次可能真的成了，成功受孕的幸福前景變得真實無比！

# 第一次試管週期取卵，就創下診所最佳紀錄

我很明白，人工受孕是一場數字賽。在典型的試管嬰兒療程中，如果取出20顆卵子，有15顆左右會受精，其中只有三分之一會長成能植入子宮的5天大胚胎，即「囊胚」階段的優質胚胎。雖然我們計畫只做一次胚胎移植，而只需要一個優質囊胚，但我們也知道胚胎移植的失敗率甚高，很可能要做第二、三次胚胎移植才會受孕，所以取得的胚胎愈多愈好。

那天稍晚，我們等著診所通知有多少卵子受精，這時電話來了。22顆卵子竟然有19顆受精！這麼一來，我們就有了好幾個可望順利成長到囊胚階段的胚胎——這比很多求子夫妻都幸運很多。5天後，我們還獲知另一個驚喜，那些胚胎一個個都長成品質優良的囊胚了！

這項結果簡直前所未聞，雖說我們去的那間診所已經治療了數千名病患，是美國成功率最高的診所之一，但我們只在一次週期內就生得這麼多優質囊胚，還是創了診所的紀錄。

取卵過後的第六天，我們將一個看似完美的胚胎植入代理孕母的子宮，展開2週寢食難安的等候期，期待代理孕母能夠成功受孕。感謝老天，後來事情如我們所願：驗孕結果呈陽性！

我並無從得知，如果我沒有盡力改善卵子品質，結果會不會相同；

但是，科學研究已經顯示，卵子品質是決定卵子能否受精並存活至囊胚階段最重要的因素；此外，卵子品質也決定胚胎能否著床，進而使母體順利受孕。

我把自己的故事告訴女性朋友，她們不論正處於人生哪個階段，反應都一樣——她們都想知道該做哪些事來增加懷孕機會。這讓我想繼續深入科學研究；想為自己找出證據證明某種補充劑安全且值得服用是一回事，但是，想和同樣難孕甚至屢次流產的女性分享知識，我就更有責任把事情做對。因此，我開始上窮碧落下黃泉，四處尋找並分析卵子品質的最新研究。

## 當專家跟不上科學新知，網路資訊又缺乏實證

我仔細分析數百篇科學論文，研究毒素與營養素對生物過程的特定效果，從大型人口研究找出影響生育力與流產率的因素，以及影響試管嬰兒療程成功率的要因。

如此全面性研究是大多數生育專家根本忙到完成不了的任務，也難怪許多醫師跟不上最新的研究發現。

我很快便發現，人工生殖診所和生育類書籍的「標準建議」並未跟

上最新文獻。當時是2013年，尚沒人在討論新研究所指出，雙酚A對生育力與試管嬰兒成功率的重大負面影響；此外，那時DHEA仍是很受爭議的荷爾蒙，診所根本沒有告訴病患這個選項。

即使至今，這一類的議題仍往往備受忽略，畢竟有太多醫師忙到沒空研讀追蹤每個相關研究領域。

舉個例子，2017、2018年發表的幾篇研究發現，**要避免流產，最理想的維生素D攝取量應高過以前認為的很多**。但許多醫師仍遵循舊則，僅從維持骨頭健康的基礎來給建議。

我並不是說，所有診所對補充劑和卵子品質的研究都很落伍；有些診所確實與時俱進，建議病患服用同本書建議的多種補充劑。可惜的是，他們通常不會以感人實例說明這些補充劑如何生效，未做試管嬰兒的其他病患便無從得知其效果；他們也未必會教妳補充劑之外，妳還能採用哪些重要的養卵方針。

許多準備做試管嬰兒的女性都知道，就服用補充劑來增進成功率而言，自己所接觸到的未必是最新的建議，所以，她們往往會再上網自行找尋資料。

但令人憂心的是，**網路資訊常常會建議到一些缺少科學研究的支**

持、甚至反而有損卵子品質的商品，例如蜂王乳（royal jelly）、精胺酸（L-arginine）。有鑑於此，本書不僅會討論到有益卵子的做法，也揭露關於補充劑的迷思，揪出弊多於利的補充劑。

對希望自然受孕的女性來說，在網路上盲找補充劑更是讓人擔心。要知道，「卵子品質」並不是生育唯一需要考慮的議題。

我在這裡舉個例子——

有研究證實「褪黑激素」能改善卵子品質，因此我們常看到推薦做試管嬰兒的女性服用的建議。

問題是，長期服用褪黑激素會有干擾排卵的風險；這意味著褪黑激素只在做試管療程期間有益，因為此時調節排卵週期的重要性不高。但如果妳想自然受孕，那干擾排卵就是一個大問題，服用褪黑激素反而更不容易受孕。

若只憑網路資料，許多女性在尋找促進生育的補充劑時，可能會漏掉這類細節而惹禍上身。

另一個例子是DHEA這種荷爾蒙，許多人工生殖診所的標準建議也有爭議。如果妳被診斷出有「卵巢儲備功能低下」的問題，準備做試管嬰兒

時，醫師是否建議妳服用DHEA，不是根據任何學理基礎，而是看診所而定。也有許多診所是任由病人自行決定，既不進行相關檢驗，也不提供輔助的臨床證據。

然而，病患理應獲得充分的資訊，並且有權利做出更有見識的決定才是！

眼見科學研究和傳統生育建議之間的鴻溝如此大，我不禁想盡一份力，為臨床研究擷取出具體、可理解的資訊。

我愈來愈相信，營養、毒素等等外部因素影響著女性的卵子品質，而卵子品質又關乎成功受孕的機會——無論自然懷孕或試管嬰兒皆然。因此，我熱切地想要幫助承受著不孕之苦的女性們了解這個事實，於是才有了本書的誕生。

從超音波看著我們12週大的寶寶、聆聽著他的心跳……，那種純粹的喜悅和感動，我十分希望每一位歷經生育治療或計畫生子的人都能夠感受得到。

當然，在不孕的世界當中，事情永遠說不準。沒有人能打包票哪種方法一定行得通，因為變數和因人而異的挑戰實在太多，若妳的年紀已過35歲，又會更困難……。

不過，本書提出的計畫能增進受孕機率，進而改善妳的整體健康，讓身體做好平安懷孕的準備。

# 給4類女性專屬的養卵計畫

## (1) 如果妳正準備懷孕

如果妳才剛準備要懷孕，沒有理由懷疑自己生育困難，那就不需要採用本書的全部建議。暫先遵循「基本計畫」（見第十二章）提出的補充劑建議，減少接觸干擾荷爾蒙最深的毒素，以及參照第十三章稍微調整飲食，很可能更快就懷孕，同時降低流產風險。

就算沒有懷孕問題，改善卵子品質也是有益的，因為即使是年輕的健康女性，卵子異常的比例也不少見。如果連續幾個月排出的卵子都有異常現象，這絕對會耽誤成功受孕的良機。

此外，本書的諸多建議，對妳整體和寶寶未來的健康都有幫助。

## (2) 如果妳不易受孕

如果妳已經嘗試懷孕一陣子，但是還未打算接受試管嬰兒療程，可

以採行本書的「中期計畫」，另外添加幾種補充劑來增進卵子品質，此時「**抗氧化劑**」會是一大重點（見第六、七章說明，以及第十二章的補充劑建議）。

特別提醒，「多囊性卵巢症候群（PCOS）」患者的中期計畫 **P225** 稍有不同，本書會另列能促進受孕的特定補充劑 **P155、176**。

## (3) 想做試管嬰兒或人工授精

如果妳和不孕苦戰已久，正要做試管嬰兒等輔助生殖技術，促進卵子品質的全面計畫可以幫助妳獲得極大進展，當中包括了減少接觸環境毒素、調整飲食、採用「進階計畫」提出的補充劑建議。這些補充劑旨在協助改善與年齡相關的不孕問題、子宮內膜異位症、卵巢儲備功能低下，或是原因不明的不孕診斷。

我在第六到十一章寫出針對上述情況的確切補充劑，第十二章亦提出全盤補充計畫的範例。

如第一章即將說明的，卵子品質不良往往是莫名不孕症的主因。女性35歲以後生育力迅速下降，也是因為卵子品質下滑；即使有試管嬰兒療程的輔助，仍限制了女性受孕的機會，其成功率大多取決於年齡，除非用的是捐贈者的卵子，否則成功率有限。

無論不孕的原因不明，或與年齡、子宮內膜異位症、卵巢儲備功能低下有關，「改善卵子品質」都是所有取卵授精者的首要重點。

　　研究顯示出，只有優質卵子才可能長成優質胚胎，度過關鍵的第一週，並成功著床使母體懷孕。

　　因此，盡量增加優質的卵子數，是其能長成健康胎兒的關鍵。

～～～～～～～～～～～～～～～～～～～～～～～～～～～～～

　　試管嬰兒需要取卵體外授精，但人工授精是在女性排卵日將
　　處理過的優質精蟲直接注入女方體內裡，讓精蟲及時地和卵
　　子相遇，所以不需特別取卵。

～～～～～～～～～～～～～～～～～～～～～～～～～～～～～

## (4) 反覆流產不放棄希望

　　改善卵子與精子品質對避免流產都至關重要。在某些例子中，是凝血（指孕婦過於容易凝血，使血液太濃稠、循環變差，導致胚胎較難獲得營養）或免疫問題造成反覆流產；另外一個常見肇因則是甲狀腺機能低下症。

根據統計，有四分之一的流產是這些醫學原因導致，盡快找出實情並加以改善，便可能降低再次流產的機率。

例如女性的抗體若會攻擊自己的甲狀腺（即橋本式甲狀腺炎），那麼，施以左旋甲狀腺素激素治療，將能降低50%以上的流產率。

更多流產的醫學原因之檢驗與治療資訊，建議參閱蘿拉‧夏希恩博士（Dr. Lora Shahine）著作《不再中斷》，她是專治反覆流產的生育內分泌專家。

如經檢查流產原因，排除了凝血、免疫或甲狀腺問題，那最有可能的就是卵子品質問題。

這是因為：染色體異常的不良卵子，發育成的胚胎和胎兒也會有染色體異常問題，存活率很低。染色體異常正是早期流產最常見的肇因，大約有40～50%的流產皆因此所致。

第一章我就會為妳解釋，染色體異常往往起源於卵子，而且女性的年齡愈大愈常發生。

在本書中，妳將可得知，染色體異常為何經常在排卵前之卵子成熟的最後階段發生，而妳要做哪些事才能降低再發生這種情況的機率。

除此之外，新研究也顯示，精子品質也是流產的主因，因為精子品質不良會提高染色體異常的風險。

如果妳流過1、2次產，而醫師找不出醫學原因，或是妳已經知道染色體異常是前幾次流產原因（如「唐氏症」或「三染色體症」），便可以考慮進行本書的「進階計畫」至少3個月，再嘗試懷孕。請見第十二章進階計畫的補充劑建議。

本書也提供更多最新資訊，說明哪些特定補充劑與飲食策略，對曾因免疫問題或發炎而流產的人最有幫助（例如第六、七章和第十三章末提出的特定飲食建議）。

～～～～～～～～～～～～～～～～～～～～～～～～～～～～～～～～

除了以上幾類女性，假使妳擔心自己以後過了最佳生育年紀再懷孕時會有不易受孕、容易流產或出現胎兒異常的問題，而考慮在年紀尚輕時凍卵，那麼為了取出優質的卵子，妳也可以遵循「基本計畫」（見本書第十二章）提出的補充劑建議，減少接觸干擾荷爾蒙最深的毒素，以及參照第十三章稍微調整飲食，為凍卵手術進行準備。

～～～～～～～～～～～～～～～～～～～～～～～～～～～～～～～～

# 父親的精子品質一樣要顧好

雖然本書焦點是卵子品質，但是，我在第十四章會討論到大家經常忽略了「精子品質」。

許多外部因素同樣影響精子品質，不少個案顯示這也是能否懷孕並維持足月的要因。或許妳該重新思考，孩子他爸的年齡、生活因素與不孕真的無關嗎？

如果妳很清楚或懷疑是男方因素造成不孕，或是妳有反覆流產的病史，採用第十四章的建議會特別有幫助，妳和另一半可以知道哪些營養素會影響精子品質。

即使妳對此沒有疑慮，也能學到凡求子的男性應服用某些補充劑，以增加成功的機會。

# 開始吧！把握3個月「養卵黃金期」

總之，不論妳是想自然受孕、做試管嬰兒，或是在流產後希望再度懷孕，都必須盡力改善卵子品質。卵子從不成熟到成熟至可以排卵，大約需要3個月，這3個月就是「養卵黃金期」；接下來，我就要開始傳授，把

握黃金期和平日可以做哪些最重要的事。雖然你將讀到自己能做哪些最重要的事，但要了解這些生活因素如何改善卵子品質，你就必須先了解何謂卵子品質，以及染色體異常是如何發生的。

那就是第一章的主題。Go！

# Part 1
## 遠離毒素培養懷孕足月的
# 卵子力

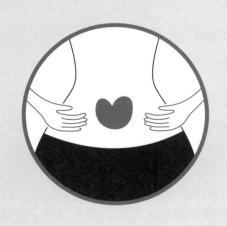

Chapter

# 1

# 卵子的品質，是能懷孕到
# 生產的關鍵

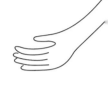

懂得愈多，做得愈好。
—— 瑪雅‧安傑盧（Maya Angelou）

女性的生育力會隨著年齡下降，幾乎全是因為卵子的質與量降低所導致。

我們之所以能夠得知這點，是因為使用捐贈卵子的高齡女性，成功懷孕的機率和年輕女性其實是差不多的。

那麼，「卵子品質」究竟是指什麼？

廣義來說，卵子品質是指卵子在受精後能順利懷孕的潛力。當然，這可不是什麼芝麻小事——大多數的受精卵根本就沒有這股潛力！

# 卵子品質說了算，不是年紀決定一切

對每個胚胎來說，受精後的頭幾週是一大關卡，許多胚胎會在這段期間的某個時刻停止成長。事實上，大多數自然受孕的胚胎甚至在女性還不知道自己懷孕之前就停止生長了。

一般而言，只有三分之一的受精胚胎會活下來，有機會長成胎兒。做試管嬰兒時，胚胎的機會更低，有許多受精卵無法度過頭5天的胚胎期（稱作「囊胚」階段）——就算度過這5天的囊胚階段並植入子宮，多數也無法著床，造成療程的失敗。

**很少人會注意到，大多數的受精卵其實根本無法使女性懷孕！**

人們都誤以為讓卵子受精是成功懷孕真正的挑戰，因此，針對自然受孕的建議，大多聚焦於排卵與成功受精的時機，但這種方法並不成功，因為受精卵持續成長的潛能，才是更重要的課題。事實上，卵子品質是決定妳多久能成功懷孕的關鍵，自然懷孕與做試管嬰兒皆然，而其中的祕密就是——**卵子的DNA**。

雖然胚胎成長到使女性懷孕的潛能，取決於諸多因素，但**每條染色體複製的數量都要正確，是目前已知最重要的因素。**

卵子的染色體異常對受孕的影響深遠，因為其所形成的胚胎，在受精後各階段持續成長的潛能會大幅降低，顯現在外的也許就是無法懷孕或早期流產。

對許多女性來說，卵子的染色體異常是順利懷孕並維持足月最大的障礙。

因此，品質不良的卵子更常出現在不易受孕的女性身上，這點也就不令人意外。

多次流產者、反覆做試管嬰兒但植入胚胎後未懷孕者（即「反覆著床失敗」），以及多囊性卵巢症候群患者，這些女性的卵子發生染色體異常的機率很高。舉例來說，反覆著床失敗的女性，做試管嬰兒時得到異常胚胎的比例，可以達到70％之多。

卵子的染色體問題不僅影響懷孕的能力，更是流產的主因。不幸的是，流產十分常見：在臨床認定懷孕的例子當中，流產率高達10～15％。然而，在大多數情況之下，女性甚至沒有察覺到流產，因為流產發生的時機太早了——在女性知道自己懷孕之前就流掉……。

如果把這類流產也納入考慮，我們可以說，有70％的懷孕是以流產告終的！女性流產的機率高得這麼不可思議，有一部分正是因為自受精那一刻起，持續揀選胚胎是否有染色體異常的過程就啟動了。

## 近半數流產是因為卵子「染色體異常」

事實上，染色體異常比其他已知的流產因素加總起來，更容易導致流產。

日本一份針對近500位流產2次以上的女性所做的研究發現，41％的流產是胎兒的染色體異常所造成的，只有不到30％的流產是所有其他已知因素造成。還有研究發現，在所有第一孕期流產中，有50％以上是染色體異常所導致。

另外我要向妳指出的重點是，這些研究僅檢視臨床認定懷孕以後的流產，至於從受精到懷孕那段短時期發生的流產，原因出在染色體異常的比例可能更驚人。

這類資訊常引起一個反應，感嘆我們無法掌控卵子的染色體問題，但近年科學研究顯示並非如此。營養素和妳能控制的生活因素，也能影響卵子出現染色體異常的比例。下面我們將討論到，提升或降低卵子在關鍵

期產生能量的潛能，是從外部因素影響卵子品質的一個途徑──這股潛能正是正常染色體所需的燃料。

　　**卵子染色體異常最著名的例子，就是「唐氏症」**，會隨著女性年齡漸長、卵子品質下降而更為常見。根據統計，唐氏症寶寶的出現，有95％是因為卵子多複製1條第二十一號染色體，導致胎兒有3條二十一號染色體，而不是正常的2條。正由於這個原因，唐氏症也被稱為「二十一號三染色體症」（Trisomy 21）。

　　唐氏症只是染色體異常的一個例子，卻可能是最為著名的一個，因為那是異常胎兒可以生長至足月的少數情況之一。有些第十三號、或第十八號三染色體症（多複製一條第十三號或第十八號染色體）的寶寶也可能成長至足月，但會出現致命的醫學問題。

　　至於其他染色體多複製一條的現象，則會在頭幾天或頭幾週就使胚胎停止生長，或是導致早期流產。這就是為什麼其他染色體的額外複製也很常見，但我們卻比較少聽說。

　　多一條染色體是最常見的染色體異常現象，但偶爾也會發生少一條染色體或更複雜的出錯情形。

　　染色體數量不正確的卵子，我們稱為「**非整倍體**」（aneuploid），

由此長成的胚胎也會是非整倍體，要在子宮內成功著床的機率甚微；即使能夠著床使人懷孕，大多也以早期流產告終。

超過40歲的女性，有50％以上的卵子可能有染色體異常。事實上，依據某些檢驗標準，40歲以上的女性出現卵子異常的比例高達70～80％。雖然研究卵子的染色體異常時，我們比較可以見到生育難度如何從35歲後逐年大幅增加，但卵子品質在所有年齡層都影響著生育——

**年輕女性的卵子染色體問題，可能比妳以為的常見得多。**

即使是35歲以下女性，平均也有四分之一的卵子是「非整倍體」。這表示：若妳是年輕的健康女性，就算沒有生育問題，要在多數排卵週期內懷孕的機會也不高。如果某個月妳排出的卵子有染色體異常的狀況，無法支撐到懷孕，就算以排卵試紙和表格找出完美時機來受孕，事情也不會有轉機，只能等下個排卵週期再說。

# 「胚胎著床前基因篩檢」讓懷孕率增加2倍

染色體異常對是否成功懷孕並維持至足月的強力影響，在做試管嬰兒時特別明顯。如果從兩者等式中排除這項因素，懷孕率會一飛沖天。我們對這點的了解，要歸功於「胚胎著床前基因篩檢」（Preimplantation

Genetic Screening，PGS），在該檢驗中，胚胎會先接受篩檢，看每條染色體是否異常，只有正常的胚胎才能移植。

這種篩檢不同於做試管嬰兒的傳統「胚胎品質」檢驗，後者是依據胚胎的生長率和整體外觀判斷：發育緩慢且細胞外觀不均勻的胚胎，要支撐到懷孕的可能性較低。不過，近年的研究顯示，**依據外觀或「形態」來評估胚胎品質並不保險，能篩檢出染色體正常的胚胎更加重要。**

2010年，一間頂尖試管嬰兒診所為預後不良患者採用全面性的染色體篩檢，使事情大有改觀。以往胚胎在41、42歲者體內著床的機率，通常只有13％；但是當只篩選正常胚胎來移植時，卻能將著床率提升到38％！這也就是說，此年齡層的女性在一次試管嬰兒週期內成功懷上孩子的比例增加了2倍。

美國科羅拉多生殖醫學中心（CCRM）的威廉‧斯庫爾克拉夫特博士（Dr. William Schoolcraft），是採用全面性染色體篩檢找出最佳胚胎的先驅，他是德高望重的生育專家，發表過數篇顯示這種方法見效的研究。

博士的研究包括許多個案，她們採用正常染色體卵子篩檢法之後，才終於成功植入胚胎。

博士於2009年的研究提到一位37歲女性，做了6次試管嬰兒，但胚胎

都無法著床，後來以染色體篩檢她的10個胚胎，發現其中有7個出現染色體異常。如果沒有進行這項篩檢，只憑外觀挑選要植入哪些胚胎，那選到染色體異常胚胎的機率就非常高了。那些問題胚胎極可能無法著床，或是導致流產。與其冒險一試，她的醫師只植入3個染色體正常的胚胎，最後她成功懷了雙胞胎。

博士的研究當中，還有一位流產過6次的33歲女性，她進入新的試管嬰兒週期時，染色體篩檢顯示11個胚胎中有8個出現染色體問題；倘若未經篩檢，當中的某一個就可能被植入體內，導致懷孕失敗或第七次流產。藉由這項篩檢，她的醫師挑出2個染色體正常的胚胎，最後她也成功生下雙胞胎。

有時染色體篩檢顯示，成功受孕的賭注確實非常高。斯庫爾克拉夫特博士以一位41歲女性為例，她的染色體篩檢在8個胚胎中只找出唯一的1個染色體正常、可望受孕的胚胎，最後也成功懷孕。


# 篩檢不是萬靈丹，重要的是優化卵子品質

雖然染色體篩檢為我們帶來了巨大進展，但也不是萬靈丹。主要問題在於，篩檢有可能顯示試管嬰兒週期產生的胚胎中，沒有一個的染色體是正常的——完全沒有可移植的良好胚胎。有研究顯示，大約三分之一患

者有這類問題，這顯示了無論有沒有做胚胎著床前的基因篩檢，卵子品質皆是懷孕的限制因子。

不過，染色體篩檢確實為人們帶來了莫大的承諾，顯示卵子與胚胎品質對懷孕率影響至深。有趣的是，這種影響不只體現在「預後不良」的患者身上。

一個日本團隊曾研究，針對預後良好、沒有流產經驗的35歲以下女性，在其試管嬰兒週期只植入染色體正常的胚胎，以觀察對改善懷孕率的影響。在僅憑外觀挑選胚胎的對照組中，每次週期有41％患者成功懷孕，且孕期不少於20週。在進行染色體篩檢這一組中，懷孕率躍升至69％。除此之外，這對流產率也有影響，對照組的流產率是9％，篩檢組的流產率僅有2.6％。

從染色體篩檢的正面成果，我們能夠學習到的是：不論採用哪種方法受孕，染色體正常的胚胎都大大的影響著懷孕率；即使是想自然懷孕的人，成功懷孕並維持足月的機率，有很大程度也是取決於卵子品質。

所幸，卵子品質並不是全由年齡預先決定，也不是永遠不變——它是可以改變的！

事實上，染色體異常率即使在同齡女性身上，依然大不相同。

一位35歲女性在特定時間內只能排出幾顆染色體正常的卵子，另一位同齡女性卻能排出全為正常的卵子。德國與義大利一份做試管嬰兒的患者研究即顯示，同齡的女性們所排出染色體正常卵子的比率十分不同。

　　每位女性在不同時期排出的正常卵子數，也有很大變化；前後2次試管嬰兒週期出現的正常卵子數，可能天差地遠。研究因而認為，同一位女性在不同時期的變化和不同女性之間的差異，都是隨機不可預料的；但我認為，這是因為他們沒有將自身的研究連上其他特定影響因素的研究。

　　下文的討論將證實，這種差異未必是隨機的；相反的，有各種各樣的外部因素影響著卵子的品質。

　　目前已經有無數臨床研究顯示，避開某些毒素並服用特定補充劑，可以增加卵子發育成優質胚胎、成功著床於子宮的比率，同時降低早期流產的風險。強力的科學證據顯示，這些改善與染色體異常的卵子比例減少有關，而這證明了我們能夠為改變卵子品質盡一分心力。

# 卵子為什麼會「染色體異常」？

　　卵子生成的過程既漫長又容易出錯。每顆卵子甚至早在女性出生之前，在懷孕3階段的第一階段，就在新形成的卵巢中開始發育。

## 產生異常的階段

女孩出生時，卵巢內就帶著一生所會產生的所有卵子，每顆卵子都處在生命暫停的狀態中，直到排卵前幾個月才恢復活動。

排卵的4個月前左右，會有一小群未成熟的卵子開始成長，大多數後來會自然死亡，但有一顆主要的卵子會發育成熟。發育完全後，卵子從卵泡中迸出，往下通過輸卵管，完成排卵。

在卵子從早期發展到排卵的數十年空檔，人體正常的老化過程有不少狀況會累積對卵子的損害。傳統觀念相信，女性40歲以後，卵子便已累積諸多染色體異常，而且大勢一去不復返。然而，這種說法在科學上是不正確的，因為大多數的染色體問題其實都出現在排卵前不久，在名為「**減數分裂**」這個過程的後期階段。

減數分裂過程出錯，就會導致卵子的染色體數量錯誤。減數分裂的時候，一般將應複製的染色體小心排列在卵子中央，然後將一套染色體連同細管網絡拉到每個卵子末端。接著，一套染色體會被推出卵子，成為所謂的「極體」。發育中的卵子其實會進行2次減數分裂——如果過程正確，最初每條染色體會複製成4條，最後則僅剩下1條染色體。

若這段過程在任何階段失敗了，結果就是多或少複製1條染色體。雖

然第一輪的減數分裂在女性出生前就開始了，但大多數的染色體處理活動是在排卵的前幾個月才發生。

很多生殖醫師都未察覺到一個關鍵點：**卵子的染色體異常，大多不是在卵子隨年紀老化的30、40年累積成的，而是發生在排卵前的那幾個月**。換句話說，老化並不會直接導致染色體異常，只是創造了讓卵子容易在排卵前不久的成熟過程出錯的條件。

這意味著在排卵前改變那些條件，就能增加卵子以正確染色體數量成熟的機會。簡而言之，妳或許能影響從現在起算幾個月後的卵子品質，因為染色體問題可能還未發生在新一批上工的卵子中。

這使我們不禁要問個基本議題：卵子成熟過程容易出現不正確的染色體數量，原因何在？要如何因應？

本書將針對問題提出各面向的建議，其共同主旨都是「卵子的能量供應」。

## 粒線體受損，因ATP能量不足而使卵子和胚胎發育出錯

卵子需要大量的能量來正確複製染色體，進行所有其他與正常成熟的相關必要工作。研究發現，卵子內部產生能量的結構會隨年齡而大幅改

變，也受營養素與外部因素所影響。人類身體內每個細胞幾乎都有這種稱為「粒線體」的結構，它們是將各種燃料來源轉化為三磷酸腺苷（ATP）形式的能量以供細胞使用的迷你電廠。

ATP是名符其實的生命能量，可以使肌肉運動、酵素作用，賦予神經衝動力量；許多其他的生物過程和卵子也都需要這股能量。成長中的卵子需要很多ATP，也有很多粒線體。事實上，**每顆卵子都有超過15000個粒線體——高出體內其他細胞10倍以上**。圍繞在卵子四周的卵泡細胞也有許多粒線體，供應卵子額外的ATP。不過，這些粒線體必須狀況良好，才能產生足夠的能量。

然而，隨著時間一久，加上氧化壓力（詳見第六章 P146 ），粒線體會受損，產生能量的能力會因而降低。沒有足夠的能量，卵子和胚胎發育就可能出錯，甚至完全停止。

多倫多首席生育專家羅伯・卡斯柏博士（Dr. Robert Casper）如此說明：「老化的女性生殖系統，就像被遺忘在衣櫃頂的手電筒。在幾年後赫然發現而想試著打開時，已經不能用了。然而，問題不是出在手電筒本身，而是裡頭的電池沒電了。」

愈來愈多證據顯示，卵子產生所需能量的能力，對其長成染色體數量正確的卵子至關重要，也是胚胎要活過第1週並成功植入子宮的關鍵。

粒線體功能不良，可能是有些女性的卵子比別人更容易出現染色體異常，或缺乏長成可存活胚胎之潛能的要因之一。本書有很大一部分內容就是要告訴妳，要做哪些事來協助粒線體「再充電」，進而提升卵子能量供應。不過，在那之前，我們要先討論**卵子發育出現染色體問題的另一個肇因**——**雙酚A**這種毒素。

Chapter

# 2

# 雙酚A塑毒危害
# 卵子染色體、荷爾蒙

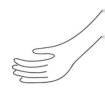

在科學中，
最興奮有新發現的話不是「我發現了」，
而是：「這下有趣了……」
　　　——以撒·艾西莫夫（Issac Asimov）

　　如果妳想要提高順利懷孕、生出健康寶寶的機會，最先該採取的行動應是降低接觸特定毒素的機會，以免有損生育力。這個主題在傳統生育書籍和診所中向來備受忽略，但實際上卻無比重要。

　　雙酚A（bisphenol A，BPA），據證實是降低卵子品質、影響生育的

毒素。儘管大眾關注其對健康的潛在危害已有多年，但放眼當下我們生活的日常用品，從塑膠食物容器到發票、收據……，這種化學物質仍然比比皆是。

本章將提供避毒的關鍵建議，讓妳了解如何盡量減少接觸雙酚A——簡單的小改變，即能為你的健康與生育力帶來強大的正面效果。

# 不強求零塑生活，先顧慮體內雙酚A濃度

本書於2014年初版發行時，減少接觸雙酚A以維護卵子品質還算是新觀念，所以當時我聚焦於說服人們採行這種激進的新思維，卻不幸造成讀者為迴避每種雙酚A的可能來源而產生莫大的壓力。

如今，減少接觸雙酚A的必要性，已不再有爭議；準備做試管嬰兒的女性，普遍都接受以玻璃或不鏽鋼取代重複性用途的塑膠壺和食物容器。

現在，正是聚焦在以下這個最重要觀念的時候了：我們的目標是減少接觸雙酚A，不是強求完全避開。本書將說明最新的研究顯示，**真正要顧慮雙酚A的是體內濃度高於平均值的女性**。好消息是，只要找對方法，就能夠輕鬆降低暴露於雙酚A中的機會。首先，我們先簡單討論最新概念和證據。

# 實驗老鼠教我們的事

雙酚A與生育力的故事，最初是無意中發現的，但由於實在太令人措手不及了，所以研究者又經過多年證實結果之後才公諸於世。

1998年8月，派翠西亞‧杭特博士（Dr. Patricia Hunt）及其在凱斯西部保留地大學的研究團隊，在以實驗室老鼠研究卵子發育時，見到了一件很不尋常的事：染色體異常的卵子突然暴增！一般來說，在老鼠身上，通常僅有1～2％的卵子無法將染色體好好地排列在中央。然而，該實驗室中這個問題卻莫名遽增，波及了40％的卵子，並同時出現其他嚴重的染色體異常問題——成熟卵子出現染色體數目異常的可能性大增。這發現讓杭特博士直說：「我真的嚇壞了！竟然在一夜之間看到這麼大變化！」

經研究員徹底追查後終於找出了主因：老鼠的塑膠籠和水瓶以洗潔劑清洗後，竟開始漏出雙酚A。在把所有破損的塑膠籠和水瓶換掉之後，卵子染色體異常的比例又開始回復正常。不過，杭特博士的團隊直到幾年後才發表這項發現，因為這點對人類生育力的暗示太令人震驚，研究者想再深入研究以確保正確性。杭特博士記得當時自己心裡想：「一想到人人都接觸得到的這種化學物質可能會導致流產和使先天缺陷增加，真的很令我擔心。」

為確定雙酚A是造成卵子異常的原因，研究員給老鼠特定劑量的雙

酚A——結果發生同樣的事。幾年下來，經過一系列檢驗，團隊判定：即使是低劑量的雙酚A，也足以在卵子發育的最後階段干擾其減數分裂，導致染色體出現異常。研究團隊的評論是，雙酚A明顯影響人類卵子的染色體，因為人類和老鼠的染色體複製過程出奇相近。

繼杭特博士的發現之後，更多研究者陸續研究雙酚A如何影響生育，不久就發現進一步的證據，顯示**雙酚A不僅有害卵子發育，也會干擾調控生殖系統的激素。**

過去15年來的相關研究顯示，我們每天接觸到的雙酚A雖然少，但仍會造成嚴重的健康問題，其毒性效應涵蓋的範圍很廣，包括糖尿病、肥胖、心臟病等，胎兒在懷孕期間如果接觸到，也會影響其腦部與生殖系統。杭特博士對此表示：「我們針對雙酚A所做的一切研究，實在只讓我更憂心忡忡！」

# 雙酚A最容易毒從口入，擾亂雌激素

最早針對雙酚A影響人類健康的大型研究之一，發表於2008年。艾恩·藍博士（Dr. Iain Lang）等人分析，美國疾病管制中心（CDC）從1000人身上蒐集的數據發現，接觸雙酚A與糖尿病、心臟病、肝臟中的毒性都有關。

由於雙酚A使用廣泛，後續大型研究相繼證實的結果令人擔憂。雙酚A最常透過飲食進入人體，像是食物包裝或貯藏在會釋出雙酚A的材質中；此外，發票收據等雙酚A塗層物，也可能透過皮膚接觸使人體吸收到少量雙酚A。無論哪條途徑，雙酚A都會進入血液、滲入各種組織。因此，95％以上的美國人體內多少都測得到雙酚A；而經過同行評審的二十多部出版品也指出，世界各國許多人血液中都測到了雙酚A。

雙酚A會造成層層疊疊的生物效應，其中最惱人的是各種內分泌系統問題。歷來都有研究發現，雙酚A會干擾雌激素、睪酮、甲狀腺素等內分泌活動，所以雙酚A又稱為「內分泌干擾素」。

雙酚A會干擾激素系統，並不足為奇，因為很久以前人們就知道雙酚A會模仿雌激素的作用。1936年，各藥廠在研發可用於激素治療的藥物時，一度認為雙酚A是雌激素的合成形式，但因在不久後發現了更強力的化學物質，便很快將雙酚A捨棄。要注意是，**雙酚A的效用不如人們原本以為的弱，除了雌激素，它還會干擾多種激素的作用。**

# 政府禁用雙酚A後的其他隱憂

為了回應眾多指出雙酚A傷身的研究，管制機關在公眾壓力下開始禁用雙酚A。只不過，大多數的管制其實聊勝於無，或是通常僅禁止雙酚A

用在嬰兒奶瓶等物品。第一步這麼做其實很好，畢竟嬰兒特別容易受雙酚A影響，但光只有這一步，是遠遠不夠的。

杭特博士便驚呼：「我們知道這是一種合成雌激素，那到底為什麼還要把這東西留在消費產品裡——特別是裝食物和飲料的產品中？我簡直氣壞了！」

2011年，美國食品藥品監督管理局（FDA）禁止將雙酚A用在嬰兒奶瓶和水杯中，但依美國環境工作組織（Environmental Working Group）的說法，這個舉動「純粹是做做樣子」。

原來，製造商早已在消費者要求下改製造沒有雙酚A的塑膠瓶，FDA決定發出禁令，是受一家化學業商會組織所託，想藉此禁令提升消費者對塑膠商品的信心罷了。

消費者的堅定要求，才是我們打贏這場戰役最強大的力量。現在市面上大部分重複性用途的廚房塑膠品都宣稱不使用雙酚A，大型罐頭食品商多半也已減少使用這類化學材料的使用。

但是，妳知道嗎？現今真正的隱憂是，製造商可能是把雙酚A換成雙酚S、雙酚E等相近的化學材料。所以，從實務層次來看，這表示我們應該盡量少買罐裝食品，並且以玻璃和不鏽鋼取代塑膠品——這才是更保險

的做法！別以為購買標示「不含雙酚A」的產品就萬無一失，因為新研究指出，雙酚A的近親們也同樣會降低生育力。

# 雙酚A對生育的危害有哪些？

## (1) 卵子品質變差、雌激素偏低，受孕率大減

在杭特博士發現雙酚A影響實驗室老鼠的卵子幾年後，更多證據開始顯示，雙酚A也會大幅損害人類的生育力。當然如今我們已經確知，做試管嬰兒時體內雙酚A濃度很高的女性，最後獲得的可移植胚胎較少，因而直接降低懷孕的機率。

**可移植的胚胎較少，卵子的受精成功率低**

2008年帶有這項暗示的第一份研究，也顯示令人擔憂的相關性：女性體內雙酚A濃度高，與其做試管嬰兒無法懷孕是相關的。這項研究的結果令人忐忑，但直到2011、2012年，才有另一批研究確切指出，任何有不孕問題的人，都應該考慮減少接觸雙酚A。

2011年，一群首席研究者與生育專家評估，在加州大學舊金山生殖健康中心做試管嬰兒的58位女性，觀察其雙酚A濃度與試管嬰兒結果的關

聯。他們發現，從雙酚A濃度偏高者取得的卵子，受精成功率較低。這項發現強烈顯示接觸雙酚A會降低卵子品質，不僅對做試管嬰兒者如此，對所有求子的女性皆然。

雙酚A對生育力的危害，甚至在受精之前就出現了。同年的另一項研究發現，雙酚A會影響卵巢對排卵藥物的反應。在該研究中，體內雙酚A濃度偏高的女性能取用的卵子較少，雌激素的濃度也較低。

從這點來看，或許就不會對2012年哈佛公共衛生學院研究員的發現感到詫異：高雙酚A濃度會降低試管嬰兒療程的成功率。此外，波士頓麻州綜合醫院生育中心針對做試管嬰兒的174位女性普查，發現雙酚A濃度偏高者能取出的卵子較少，雌激素偏低，受精率也較低；雙酚A濃度高於平均者，存活到5天大且能移植的胚胎數也較少。

同一份研究也指出，雙酚A不僅影響形成的卵子與胚胎數，女性體內的雙酚A濃度高低，也關係她能否植入胚胎並成功受孕。

上一章我們討論過胚胎移植失敗的狀況，此處再簡單複習一下：不論自然受孕或試管嬰兒療程，只有很少數優質卵子能植入子宮而使女性受孕，而移植失敗正是做試管嬰兒無果的首因。

哈佛大學的研究則發現，尿液中的雙酚A濃度偏高，胚胎移植失敗率

也隨之升高。雙酚A濃度不同的女性，胚胎移植的成功率也大為不同：雙酚A濃度最高的那四分之一女性，植入胚胎失敗的比例，較雙酚A濃度最低的那四分之一女性高出近2倍。

這項研究突顯一個關鍵——光是雙酚A的濃度異常超高，就可能強烈影響試管嬰兒的成功率。

換言之，做試管嬰兒成果不佳者，通常是體內雙酚A濃度最高的那四分之一女性；這顯示妳不必太斤斤計較要完全避開雙酚A，只要專心減少接觸量，讓自己不落入那四分之一的危險族群就夠了。

## 天然食物中的葉酸可能有助於抵抗雙酚A毒害

不過，近期另有研究發現，雙酚A對試管嬰兒的成果只有些微、甚至毫無影響。這項異常結果使哈佛公共衛生學院的研究者和美國疾病管制中心懷疑：是否有某些飲食因素削減了雙酚A對卵子的影響？2016年他們發表一項有趣的結果：**每天從食物中攝取400微克以上的天然葉酸，似乎能抵銷雙酚A的效應。**

這項發現和先前動物研究的結果一致，早先研究發現，葉酸可以降低雙酚A帶來的潛在風險，但哈佛的研究很關鍵，其焦點是雙酚A對人類生育力的確切影響。

研究者的出發點是，雙酚A與生育力的早期研究顯現之一般傾向——體內雙酚A濃度高的女性，在做試管嬰兒前的懷孕和活產率非常低。但在那些女性當中，攝取含葉酸食物最多的人，似乎也最不受雙酚A影響。

　　有趣的是，**藉由補充劑攝取葉酸似乎沒有效果**。原因可能是補充劑大多是合成葉酸；至於蔬果中的葉酸，則通常是具有生物活性的活性葉酸，或是其他能隨時轉化為活性葉酸的葉酸形式。

　　也許是只有這類天然形式的葉酸，才能夠抵銷雙酚A的有害效應；也可能是提供保護效果的，其實是那些食物所含的其他複合物。不過，無論如何，這項研究已經足以顯示：**想避免塑毒的傷害，應攝取較多富含葉酸的天然食物，尤其是漿果、柑橘、菠菜、青花菜、菜花、羽衣甘藍、蘆筍、酪梨、扁豆等。**

## (2) 體內雙酚A超標，干擾孕酮恐流產

　　不過，就算常吃富含葉酸的飲食，還是要盡量少接觸雙酚A，因為我們要考慮的不僅是懷孕的機會——高濃度的雙酚A也會增加流產率，而我們尚不知道葉酸能否提供那方面的保護。

　　最早發現雙酚A與流產有關的研究之一，發表於2015年。研究者測量45位曾有3次以上第一孕期流產經驗之女性體內的雙酚A濃度，並與健康

的對照組比較：研究者發現，反覆流產的女性，她們平均雙酚A濃度大約高出對照組3倍。另一份中國的研究也顯示相同傾向。

更近期的研究也顯示，雙酚A與流產風險增加有關。

史丹福大學與加州大學的研究者測量114位女性體內的雙酚A濃度，她們都有不易懷孕的問題或有過流產的經驗，而近期正好懷孕了。研究者將她們依雙酚A濃度分成4組，最後發現：血液中的雙酚A多寡與流產風險有關；**雙酚A最多的四分之一者，流產率比雙酚A最少的四分之一者高了將近2倍。**

流產風險提升，有一部分是因為染色體異常問題增加，這符合雙酚A動物研究的最新結果，雙酚A特別會干擾卵子發育時的染色體過程。

要注意的是，雙酚A濃度偏高的女性，即使她們胎兒的染色體正常，仍然會比一般女性更可能流產。2016年發表的一項研究顯示，這可能是因為**雙酚A干擾孕酮的信號功能，因而導致了子宮內膜在懷孕早期的容受性不佳的結果。**

然而，我們必須謹記的重點是：與流產風險有關的是較高濃度的雙酚A；研究中，只有雙酚A濃度最高的那四分之一女性所顯現的高流產率，才有統計上的重要性。

為了改善成功受孕的機會、避免流產，只要鎖定目標不成為那四分之一者就好了。妳要做的不是強求全面避開雙酚A的所有可能來源，而是減少接觸雙酚A的總量。


# 如何避開雙酚A毒害，又不要太神經質？

關於遠離雙酚A的好消息是，減少接觸的方法很多，只要幾個簡單步驟，妳體內的雙酚A就能大幅減少。

減少接觸雙酚A最重要的時機是嘗試懷孕的前3、4個月，但其實只要開始，永遠都沒有太晚或太早的問題。

## (1) 從廚房用品開始，換掉塑膠材質的器具

那究竟應該從哪裡做起？

第一步我建議從廚房的塑膠用品開始，把塑膠材質換成玻璃或不鏽鋼材質很容易。最應該先換掉的是，用了多年或會接觸熱食和熱飲的器具。通常最該被換掉的是以下物品：

● 重複性使用的食物存放容器

- 可用於微波爐的碗

- 重複性使用的塑膠水壺和水杯

- 塑膠茶壺

- 濾盆

- 裝過熱湯的調理機

雖然許多較新的塑膠廚房用品有標示「不含雙酚A」，但我還是建議最好能將上述用品換成玻璃或不鏽鋼製容器。如前所述，許多製造商只是把雙酚A換成雙酚S（bisphenol S，BPS）等非常相近的合成物。這類化學材料也要注意，近期研究就有發現，雙酚S和雙酚A一樣，都會造成卵子的染色體問題。

## (2) 避免塑膠品接觸熱、酸、紫外線光、液體

最可能含與雙酚A密切相關的合成物是聚碳酸脂（polycarbonate），用來做重複性用途的硬塑膠製品，通常標示為「PC」，回收分類號是7號，請盡量遠離。

較安全的塑膠是聚丙烯（polypropylene，PP，5號塑膠）、高密度聚乙烯（high-density polyethylene，HDPE，2號塑膠），若能謹慎使用，風險相對較低，但仍要注意，在某些情況下，這些塑膠仍然會漏出干擾激素的化學物質。

進一步來說，會讓塑膠釋出化學物質的風險主因是：熱、酸、紫外線光、接觸液體。

因此，妳不該拿可以重複使用的塑膠隨身杯喝咖啡，或用塑膠製調理機攪熱湯；有塑膠內裝材質的咖啡機可能也會有問題，最好換成玻璃或不鏽鋼製的法式濾壓壺。另一方面，裝米、麵粉等乾燥食品的容器則比較不用擔心，因為就算其中含有化學物質，釋出的機會也不高。

至於濾水器和瓶裝水，答案就有待商榷。

重複性用途的塑膠水壺理應用不含雙酚A的塑膠製成，但還有其他問題，水如果長期放在壺裡，在未知的存放條件下，難保不會多少也受到鄰苯二甲酸酯（phthalates，塑化劑，下一章討論）等其他化學物質汙染。因此，除非沒別的選擇才喝塑膠瓶裝水，最好是玻璃瓶裝水，自來水也應經過過濾（用可重複用的不鏽鋼水壺裝）。

不過，尋找不含塑膠材質的平價濾水器並不容易，這可能是實際考量必須妥協的地方。

大部分濾水器內有塑膠物件，不過，諸如水龍頭、冰箱、櫥下濾水器等，一方面水通常沒有熱度，二來也只在短時間內會接觸到塑膠，所以相對來說比較不用緊張。不過，如果你使用的是塑膠濾水壺，由於水會留

在壺裡稍久，那麼，就需要特別小心，一旦出現刮痕或用洗碗機洗過，還是馬上更換為妙。

更多遠離塑毒宜先更換之日用品建議，及推薦使用的濾水器和廚房用品，請見我另一篇專文：www.itstartswiththeegg.com/purging-plastics。

## (3) 避免加工、罐裝的食品

至此，很多人開始擔心地掃視廚房的塑膠用品，不免懷疑食物的塑膠包裝也有問題，幸好大多數答案是沒有。

若需要，妳可以在超市多花點錢去做出較好的選擇，以減少心中的擔憂。但在此同時，食品的塑膠包裝其實不是妳最大的敵人，反而能讓妳更清楚避開加工食品，多選購天然狀態的原形食物。因為經過加工、罐裝的食品……，凡不在自己家裡處理的食品，最有可能含大量雙酚A或類似的化學物質。

加工食品的雙酚A含量偏高，是因為工廠和餐廳大量採用塑膠容器和加工設備，又經常以滾燙的熱水來洗淨食物。少吃高度加工的垃圾食品，多吃在家烹調、不含加工成分的原形食物，就能大幅降低接觸雙酚A的機率——即使妳的食物難免還是以塑膠去包裝。

在過去，罐頭食品是最可能接觸到雙酚A的來源之一，然而，現今的大型製造商多半已經不用雙酚A製造罐頭了，倒是出現許多受爭議的替代品；這其實令人憂心，因為當中有些是良性的，有些卻可能帶來和雙酚A同樣甚至更大的危害。

不幸的是，通常我們無從得知某項產品使用哪些材質，更不清楚其**實罐頭番茄是最該避開的食品**（玻璃瓶裝的較安心），因為番茄的酸度會使罐頭更容易釋出化學物質。罐頭豆子的問題雖沒那麼大，但最好還是買乾燥或冷凍豆子為宜。

## (4) 小心感熱紙式的發票、收據

坊間另一個雙酚A來源是發票收據。印發票用的感熱紙可能塗有雙酚A或此類化學物質，透過皮膚吸收，妳的身體在幾小時後可能就有了少量的雙酚A。**一般人買東西時偶爾拿發票、收據不需太過擔心，但回家後最好還是洗洗手。**特別提醒，整天都在摸收據、發票的店員們，小心體內的雙酚A濃度可能非常高。

說了這麼多雙酚A的壞話，關鍵是躲不勝躲讓人頭痛；不過，這事關妳的生殖健康，所以麻煩一點也是值得的。我想，與其天天操心雙酚A，最好是做幾項最必要的改變，以帶來最大助益。

另一個重點是，不必太執意要將雙酚A逐出妳的生活；只要去除最大的惡源，降低妳接觸雙酚A的總量就可以了。

───── 讀·者·故·事 ─────

## 改變的過程很快樂，還意外自然懷孕！

我是安娜·瑞普（Anna Rapp），在嘗試懷孕的這2年以來，歷經多次早期流產、子宮內膜異位、甲烯基四氫葉酸還原酶（MTHFR，一種葉酸代謝基因）基因突變 **P122**、抗穆氏管荷爾蒙（AMH，卵巢小卵泡分泌的荷爾蒙，可依其多寡預測卵泡庫存量）低下、竇卵泡（Antral follicle，直徑介於2～10公釐的空腔濾泡）計數低下、濾泡刺激激素（FSH，一種刺激卵泡成熟的激素，數值愈高表示卵巢功能愈差）數值高到34……！

醫師告訴我，我永遠都無法用自己的卵子受孕──而我才32歲。我傷心不已，快得到憂鬱症，醫師願意給我一次做試管嬰兒的機會，但我得先大幅降低濾泡刺激激素數值。

讀過瑞貝卡・費特所寫的《給所有想當媽媽的人・科學實證養卵聖經》之後，我便開始改變生活型態，尤其注意飲食營養、日常身心練習，還有減少毒素等等。

我換掉廚房的塑膠用品，扔掉含有芳香劑的清潔與美容產品，並且停止購買罐頭食品。我也不再擦指甲油，更開始多買有機食物。

所有這些努力，加上促進生育力的關鍵飲食和多方面策略，成功將我的濾泡刺激激素降到12，讓我在準備做試管嬰兒的過程中覺得快樂又健康。

後來，我沒有做試管嬰兒——因為還不到3個月，我就自然懷孕了！

（更多細節請見部落格：To Make a Mommy）

## 懷孕時接觸雙酚A，傷的是母嬰兩代的健康

有趣的是，避開雙酚A的好處，不是到妳懷孕了就結束——對胎兒的健康也大有助益。歷來研究都指出，發育中的胎兒特別會受雙酚A的毒性

所影響；雙酚A會經由胎盤輸送的母體血液流入胎兒體內，懷孕期間的羊水和胎兒身上都會發現雙酚A。

諸多研究顯示，懷孕期間暴露於雙酚A中，和各種長期的母嬰健康後果有關，特別是腦部發育與生殖系統問題；也有研究說到，產前接觸雙酚A與幼童的行為異常有關。

雖然我們不完全清楚具體風險到底有哪些，但是將廚房變得健康一些，建立少接觸雙酚A的習慣，確實能夠保護母親的生育力和胎兒的健康，擁有雙重好處。

## 遠離「雙酚A」減毒行動
### 基本、中期、進階計畫

● 現在就開始減少接觸雙酚A，何時都不嫌太早或太晚。

● 減少接觸雙酚A的做法：

    (1) 換掉接觸熱食、熱飲的塑膠類廚房用品。

    (2) 改用不鏽鋼或玻璃水壺容器。

    (3) 少買罐裝和高度加工食品。

    (4) 多自己在家準備食物，購買原形的天然食材。

    (5) 購買塑膠製品的時候要謹慎（即使上面標示有「不含雙

酚A」），請選擇聚丙烯PP或高密度聚乙烯HDPE塑膠材質，且平日用手清洗。

(6) 拿到發票收據後請清洗雙手。

● 懷孕時繼續採用上述步驟減少接觸雙酚A，對保護成長中的寶寶很重要。

Chapter

# 3

# 鄰苯二甲酸酯「塑化劑」
# 和其他更多不孕毒素

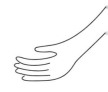

*渴望大大改變人生，端看每個日常小決定。*
*——亞麗·文森（Ali Vincent）*

　　很不幸地，雙酚A只是化學物質中干擾內分泌、拉低妳懷孕能力的因子之一。有一群叫「鄰苯二甲酸酯」（phthalates）的化學物質，也是可能損害卵子品質和生育力的毒素。

　　鄰苯二甲酸酯廣泛使用於塑膠、黑膠、清潔產品、指甲油、香精當中。和雙酚A一樣，這些化學物質也可能危及對生育至關緊要的荷爾蒙活動。只要能夠在日常生活避開最常接觸其毒害的那小塊「頭號禁區」，妳

就可以迅速減少這些化學物質在體內的濃度，創造出更有利卵子及日後懷孕的安全環境。


# 既然是一種生殖毒素，為何不廣泛禁用？

數十年來，科學家已知鄰苯二甲酸酯會改變體內荷爾蒙的濃度與活動。歐盟如今已經正式認定**鄰苯二甲酸酯是一種生殖毒素**，美國食品藥品監督管理局也認定鄰苯二甲酸酯是內分泌干擾物。

由於這些已知的毒性效應，歐洲自1999年以來，便禁止在兒童玩具中使用某些鄰苯二甲酸酯；2008年美國也對此發出禁令，加拿大、澳洲亦然。歐盟委員會在1999年表示，該禁令的目的是：「保護人類最年幼、最脆弱的族群。我們已經獲知的科學建議是，鄰苯二甲酸酯對人體健康有嚴重危害。」

問題是：既然鄰苯二甲酸酯對人體有重大危害，為什麼不更廣泛地禁止使用？既然已知其會傷害胎兒和幼童健康，為什麼很少人關注其在懷孕前和期間的潛在毒性效應？

在此領域的首席研究者莎娜・史旺博士（Dr. Shanna Swan）說到：「從兒童玩具中消除鄰苯二甲酸酯，我覺得很重要……但若這麼做的代價

是犧牲了更重要的事——消除孕婦從產品中接觸到的鄰苯二甲酸酯量——我就不贊成了。因為這才是對付鄰苯二甲酸酯最關鍵的目標。」

放眼當今現有法規，顯然都不靠譜，因為95％的孕婦體內都檢測到鄰苯二甲酸酯的生物活性形式。這項發現並不令人驚訝，畢竟這類「塑化劑」廣泛使用在從衣物柔軟精、食物處理設備、香水等一切物品中。因此，一檢驗下來，**大多數美國人、歐洲人、亞洲人的血液中都可以發現有這些化學物質**。

如此看來，幾乎所有女性在懷孕的時候都暴露在鄰苯二甲酸酯的環境當中；並且證據顯示，這類化學物質的濃度高，對發育中的胎兒會產生不良影響。單單這一點，就足以使人相信，要在懷孕期間保護成長中的胎兒，就要速速清除家裡的鄰苯二甲酸酯毒物，而且愈早開始行動愈好，因為已經有證據顯示，高濃度的鄰苯二甲酸酯可能也是卵子品質不良、進而導致不孕的原因。

# 鄰苯二甲酸酯如何影響生育？

## (1) 使排卵停止、傷害精子

要說鄰苯二甲酸酯對生育的確切影響，固然還有許多尚待理解的部

分，但目前已知的少數證據已經讓人非常不安，至少高暴露濃度確實引人憂心。

第一項證據顯示，高劑量的鄰苯二甲酸酯會干擾實驗室動物的生育力；在最早的研究證實，**施予高劑量的某種鄰苯二甲酸酯，會讓實驗室老鼠完全停止排卵**——這研究用的是該酯類最常出現在加工食品內的鄰苯二甲酸二酯（DEHP），可想而知這項發現有多驚人！爾後，研究更延伸顯示，各種不同的鄰苯二甲酸酯類對人類生殖系統也有不良效應。

諸多人體研究先是聚焦於男性生育力，發現接觸鄰苯二甲酸酯對精子品質的影響甚巨。這類化學物質會從各方面損害精子，包括改變荷爾蒙濃度、造成氧化壓力。這兩種機制顯示，女性生育力也同樣受影響；最新研究確實，鄰苯二甲酸酯會以類似方式損害發育中的卵子。

## (2) 減少雌激素的產生

過去10年來，研究者已經在動物和實驗室研究中證實，鄰苯二甲酸酯不利於卵子發育；部分肇因是因為這些化學物質會減少雌激素的產生，而雌激素正是卵子發育的主要驅力之一。

## (3) 造成氧化壓力，導致卵泡死亡

鄰苯二甲酸酯的效應，不只是降低卵子健全成熟的能力，懷孕的下

一個關鍵步驟——胚胎存活率——也恐受到干擾。如果妳沒有歷經過受精胚胎活不過5天的試管嬰兒週期，可能不會深思這件事。然而，不幸的是，這種情況並不少見，在典型的試管嬰兒週期中，許多胚胎都活不過植入子宮的5天。

這裡要請大家特別注意的是，即使自然受孕者，胚胎存活率也是一大關鍵。

鄰苯二甲酸酯損害卵子與胚胎品質的途徑之一，是造成所謂的「氧化壓力」，也就是細胞產生的活性氧分子（又稱自由基、氧化物）多到超過其處理能力。

在正常情況下，細胞中的抗氧化物會克制活性氧分子的活動，如果克制不了，活性氧分子就會破壞細胞，這種狀態就叫做氧化壓力。

**氧化壓力會導致卵泡死亡，且與年齡有關的生育力下降、子宮內膜異位症、原因不明的不孕問題有關。**研究顯示，接觸到鄰苯二甲酸酯是發育中的卵子產生氧化壓力的原因之一，因此也是不孕的肇因之一。

針對鄰苯二甲酸酯與氧化壓力最大型的人體研究，是在8年之內分析10000名美國人的數據後指出，體內幾種鄰苯二甲酸酯濃度較高的人，發炎與氧化壓力的機率也較高。

雖說這類大型人口研究僅能建立關聯，無法確立因果關係，但動物與實驗室研究在這方面就很實用，因為可以在分子層級顯示，鄰苯二甲酸酯確實造成各種細胞、包括卵子的氧化壓力。出現這些壓力是因為：**體內自然的抗氧化酵素原本應該能夠保護細胞不受自由基損害，然而，鄰苯二甲酸酯卻阻斷了這種作用。**

　　早期研究發現，DEHP這種鄰苯二甲酸酯，會改變肝臟及產生精子的細胞內之關鍵抗氧化酵素的活動，造成氧化壓力。2011年，有另一份研究顯示，DEHP對發育中的卵子也有類似影響。換句話說，鄰苯二甲酸酯會**削弱卵子天生的抗氧化防禦系統。**

　　總結上述研究的含意——鄰苯二甲酸酯會影響試管嬰兒的結果——在2016年獲得確認。哈佛研究者針對250名做試管嬰兒的女性進行研究，結果發現體內DEHP濃度較高的女性，可以取出的卵子偏少，懷孕機率大幅降低。相較於鄰苯二甲酸酯濃度最低的女性，濃度最高者生產的機率低了20％。

## (4) 與子宮內膜異位症也有關係

　　此外，接觸鄰苯二甲酸酯類也與子宮內膜異位症的風險增加有關。我們對子宮內膜異位症所知甚少，只知是子宮內膜細胞進入骨盆的其他地方，導致疼痛與生育力受損。

儘管尚不清楚造成子宮內膜異位症的原因，研究者仍懷疑接觸鄰苯二甲酸酯可能是眾多成因之一；檢視這個議題的研究大多顯示，子宮內膜異位症患者體內的鄰苯二甲酸酯濃度，比沒有患病的女性高出甚多。

　　迄今最大型的研究之一指出，美國國家衛生研究院、猶他大學及其他幾座機構分析400多名女性體內的鄰苯二甲酸酯濃度，發現患有子宮內膜異位症的女性，她們體內的6種不同鄰苯二甲酸酯皆偏高。在這份研究當中，較高的鄰苯二甲酸酯濃度，其實與子宮內膜異位症的發生率高2倍有關。

　　不過，這並不是表示，減少接觸鄰苯二甲酸酯就能改善或預防子宮內膜異位症——我們目前所知仍不足做出這個結論。然而，針對鄰苯二甲酸酯與子宮內膜異位症之關聯研究足以警示我們，鄰苯二甲酸酯正以尚不清楚的方式，影響著我們的生殖系統。

## (5) 早期流產的風險提高

　　除了較難受孕，懷孕前體內鄰苯二甲酸酯類濃度較高的女性也比較容易流產。這項關聯是丹麥研究團隊經追蹤一群求子的女性6個月，首先提出的。

　　團隊測試各種鄰苯二甲酸酯的濃度，同時在每個月特定時候檢驗受

試者的「人類絨毛膜促性腺激素（HCG）」這種孕激素。定期檢驗人類絨毛膜促性腺激素，即使是很早期的流產也能偵測出來——包括女性根本不知道自己曾懷孕的流產在內。

研究發現，懷孕前某種鄰苯二甲酸酯的濃度偏高，整體來說與較高的流產率有關，尤其是非常早期的流產。

在一份2016年的研究中，哈佛醫學院與知名的麻省總醫院研究團隊深入探索了這個問題，他們測量250名做試管嬰兒懷孕的女性體內的鄰苯二甲酸酯濃度；結果同樣發現，該濃度最高的那四分之一的女性，流產率也大幅增加。

值得注意的是，這項差異在「生化妊娠」中特別明顯，生化妊娠即非常早期的流產，發生在超音波檢測得到胎兒之前，通常僅6週大左右。

流產與家中毒素之間的關聯也許令人喪氣，但這其實是個好消息，因為這意味著我們能夠改變的危機因子又多了一項，只要做出更精確的選擇就行了。

研究也指出，只有非常高的濃度我們才需要特別關心。因此，我們的目標不是完全避開鄰苯二甲酸酯（畢竟這是天方夜譚），而是確保自己體內塑毒濃度不要高得異常。

# 如何避開鄰苯二甲酸酯，又不要太神經質？

鄰苯二甲酸酯存在於生活中許多不同地方——從化妝品、清潔用品到食物；因為廣泛使用，我們難以知道從何下手。不過，最新研究提供了很實用的資訊，指引我們判定哪些鄰苯二甲酸酯與生育的關係最重大，並且如何做最能改善整體的暴露濃度。

## (1) 盡量避免速食與高度加工食品

首先，迄今關於鄰苯二甲酸酯與流產關係的重要研究中，有一類鄰苯二甲酸酯稱做DEHP，會從黑膠／聚氯乙烯（PVC）塑膠中釋出（其進入人體後會化為其他化合物，例如乙基己基鄰苯二甲酸酯，MEHP）。

雖然PVC存在於許多不同地方，但新研究指出，食物是DEHP進入人體的一大途徑，尤其是速食與高度加工食品。

在針對這個議題的一項最大型的研究中，測量近9000人體內的鄰苯二甲酸酯濃度，並和參與者在24小時內攝取的速食量進行比較。他們發現：1天最少吃1餐速食的人，其鄰苯二甲酸酯高很多，DEHP濃度更高出24％，這類鄰苯二甲酸酯與流產特別有關係。

這項研究顯示，多在家煮飯，就是減少接觸那些最有疑慮的鄰苯二

甲酸酯的良方之一。其他研究亦確認了，**使用新鮮食材、不以塑膠製品準備與貯存食物，不出幾天，我們體內的鄰苯二甲酸酯就會大幅減少。**

這是一份針對舊金山5個家庭的研究結果，團隊為參與者準備未加工的有機食品，不以塑膠用具和容器來準備和貯放餐點，且參與者只能飲用法式濾壓壺煮的咖啡，不能喝有塑膠用材的咖啡機煮的咖啡。才不過2、3天，其體內多種鄰苯二甲酸酯的濃度就降低50％以上。

## (2) 如果可以，減少使用塑膠去包裝、存放食材

這份研究也減少使用塑膠包裝食材，不過，我們從其他進一步的研究得知，**大多數未加工的天然食材最後是用哪種材料去包裝，其實並不是重點。**

舉一份加拿大的研究為例，這份近期研究測量100多份肉類（牛肉、豬肉、雞肉）、魚肉、起士樣本中的鄰苯二甲酸酯濃度，其包裝大多是保鮮膜。結果在其包裝中並沒有偵測出鄰苯二甲酸酯；唯一測得到鄰苯二甲酸酯的食物是起士（可能是加工過程中產生），但即使如此，濃度也相對偏低。

其他研究也發現，包裝與食物中的鄰苯二甲酸酯總含量關係不大。另一份研究在檢驗各種加工與未加工食材後所得到的結論是：「加工（而

非包裝）才是最重要的汙染源。」從製造食品過程往往使用塑膠容器和設備、其中多數又以滾燙的熱水消毒來看，這項發現是說得通的。

這並不是說食品包裝完全沒有嫌疑。雖然**鄰苯二甲酸酯的主要來源是速食和高度加工食品**，但盡量避免使用塑膠包裝，在幾種情況下還是有道理的。

例如研究者發現，玻璃瓶裝牛奶的鄰苯二甲酸酯含量，遠低於塑膠盒裝牛奶。故一般最好能依照守則，**買牛奶、油、飲料、調味料時，選擇玻璃瓶裝比塑膠瓶裝好**，這是因為鄰苯二甲酸酯要從容器釋出到食物中，主要的風險因子是熱、酸或液體。此外，也建議妳**沒有其他選擇時才買塑膠瓶裝水**，因為研究持續發現，塑膠瓶裝水含有的鄰苯二甲酸酯比玻璃瓶裝水高出許多。不用說，妳也應該**避免用塑膠容器裝任何熱食**。

不過，大多數時候，買塑膠容器或塑膠袋裝的食物是可以安心的，不要太過緊張；**只要多將重點放在堅果、豆莢、未加工穀類、肉、蛋、魚、水果、蔬菜等天然食材就好**。愈是多用這些食物構成整體飲食，愈常在家準備食物，就愈不用擔心體內的鄰苯二甲酸酯濃度。

## (3) 小心指甲油、香水、髮膠

要進一步避開鄰苯二甲酸酯，減少接觸該家族其他成員（它們未必

會造成流產，但仍可能降低生育力），建議妳觀察浴室用品，主要包含：髮膠、香水、指甲油，以及空氣清新劑、衣物柔軟精等。人體會透過皮膚輕易吸收這些產品中的鄰苯二甲酸酯，或是經由空氣吸入。

雖然幾乎所有帶香味的產品都含有鄰苯二甲酸酯，導致施行難度偏高，但打造無香精的居家環境終究是很有好處的。所以，最好的起點就是篩除危害最大的產品：指甲油、香水、髮膠，這三項產品往往以高濃度的鄰苯二甲酸酯為結構成分。

## 指甲油比化妝品含有更多鄰苯二甲酸酯

指甲油通常比化妝品含有更多鄰苯二甲酸酯，因此如果妳想懷孕，最安全的做法是停止塗指甲油。指甲油還包含其他難纏的化學物質，例如**甲醛、甲苯**，兩者都與降低生育力、增加流產風險有關。全球多項研究都得出這個結論：平日在職場（美甲沙龍、醫院、實驗室）長時間暴露於甲醛中的女性，流產的機率高出2倍多。

今日已經有許多指甲油號稱不含鄰苯二甲酸酯、甲醛，但不論宣稱什麼，都建議妳不可盡信。研究發現指甲油的標籤往往非常不精確，許多品牌號稱不含鄰苯二甲酸酯，實情卻往往相反。

雖然購買標示「不含鄰苯二甲酸酯」的指甲油，還是比老舊配方安

全，只是說到底，我們還是不能完全信任廣告說詞。最安全的東西可能是在全食超市（WholeFoods）購買，或選擇經美國環境工作組織的皮膚化妝品資料庫（Skin Deep Cosmetics Database）列為毒性較低的產品。

## 香水和香精，能不碰就不碰

鄰苯二甲酸酯的下一批「頭號禁區」是香水。研究發現：噴香水的女性，體內某些鄰苯二甲酸酯的濃度可能是他人的2倍。香水也混合了數十種化學物質，有可能造成過敏並干擾荷爾蒙，而且其中多數的安全性從未經過檢驗。如果妳無法完全放棄香水，可以考慮改用含天然精油、標示「不含鄰苯二甲酸酯」的全天然香氛或身體乳液。

不只香水含有的鄰苯二甲酸酯濃度出奇的高，任何有香味的產品都含有少量鄰苯二甲酸酯，包括護膚水、護髮乳、空氣清新劑、清潔噴霧、洗衣粉、衣物柔軟精等。因為法規漏洞使其能不用標出香精的個別成分，所以製造商是可以添加鄰苯二甲酸酯的。保險來說，**只要妳在成分表看見「香精」這個詞，就可能含有鄰苯二甲酸酯。**

最好的解決之道是，只要預算允許，請改用不含香精的產品。這倒不是說必須馬上丟棄家裡所有含香精的物品，只要陸續替換即可。**就護膚品來說，最可能含有鄰苯二甲酸酯的是身體乳液**；乳液會被我們大面積塗在皮膚上，吸收到化學成分的機會也較高。**衣物柔軟精是另一樣換掉較好**

或乾脆別用的產品，其鄰苯二甲酸酯濃度相當高；天然的羊毛烘乾球是很好的選項。

至於更換美妝清潔品要到什麼程度，操之在妳，但任何一點改變都是有幫助的。

其他可以考慮更換的物品包括PVC浴簾、瑜伽墊等；請購買尼龍、棉、聚酯製作的浴簾，以及標示「不含PVC」和「不含鄰苯二甲酸酯phthalate」的瑜伽墊。

~~~~~~~~~~~~~~~~~~~~~~~~~~~~~~~~~~~~~~~~~~~

關於不含鄰苯二甲酸酯的護膚、護髮、清潔、洗衣產品，各國品牌最新建議參考：www.itstartswiththeegg.com/product-guide。

~~~~~~~~~~~~~~~~~~~~~~~~~~~~~~~~~~~~~~~~~~~

總而言之，想做哪些改變、要多嚴謹，是由妳自行決定的。更換成天然成分的護膚產品還有一個好處，不僅能夠減少接觸鄰苯二甲酸酯的機會，也可以避免接觸到其他有潛在毒性的化學物質，例如對羥基苯甲酸酯（parabens）。

近期哈佛大學的一份研究指出，**個人護理品常用的防腐劑「對羥基苯甲酸丙酯」**（propyl-paraben），與卵巢儲備功能低下有關。一般來說，用心去除產品中鄰苯二甲酸酯的化妝品公司，多半也會避免用這些有害其他的化學物質。

開始減少居家環境中的鄰苯二甲酸酯，對妳懷孕之後的狀態好處更大，因為在整段孕期都減少接觸鄰苯二甲酸酯，有助於降低早產、男嬰罕見生殖異常的風險；此外，這還能支援寶寶的腦部發育——懷孕期間少接觸鄰苯二甲酸酯，與孩童較佳的語言發展有關。

# 其他10種妳該提防的常見毒素

如果妳有心打造一個無毒的居家環境，方法當然很多。

眼前世界上更多化學物質前仆後繼而來，但大體來看，我們對其影響生育力的多寡真的所知很少。想更謹慎減少接觸已知的荷爾蒙干擾物，美國環境工作組織列出「最髒蔬果」（Dirty Dozen）內分泌干擾物表，是妳的最佳起點；在雙酚A和鄰苯二甲酸酯之外，這張表也列出10種妳能用超簡單方式避開的常見毒素：

(1) **戴奧辛**：選購低脂肉類與乳製品，以橄欖油取代奶油。

(2) 草脫淨：多買有機蔬果，使用可除去草脫淨的合格濾水器（請見美國環境工作組織的「濾水器購買指南」）。

(3) 高氯酸鹽：很難避開，但可從飲食中攝取足夠的碘（例如使用碘鹽）來減少高氯酸鹽干擾甲狀腺素。

(4) 阻燃劑：近年研究指出，這些化學物質與流產風險提升有關。阻燃劑會從家具、地毯、電器釋放到居家灰塵中。減少暴露的最好方式是：定期吸塵並以溼布除塵。

(5) 鉛：購買可去除鉛的合格濾水器，進門時也請脫鞋。

(6) 砷：使用合格濾水器來去除砷。

(7) 汞：食用低汞魚；小心使用省電燈泡，內含汞，如摔破會釋放汞蒸氣使人吸入。

(8) 全氟碳化物（PFCs）：以不鏽鋼與鑄鐵炊具取代不沾鍋。用標示不含「全氟辛酸（PFOA）」、「聚四氟乙烯（PTFE）」的不沾鍋取代傳統鐵氟龍鍋具。

(9) 有機磷農藥：在經濟能力許可之下，盡量購買有機蔬果或比較不受高濃度農藥汙染的種類——通常是有外皮的蔬果，例如鳳梨、芒果、奇異果、玉蜀黍、豌豆、洋蔥、甘藍菜、酪梨。

(10) 乙二醇醚：避免使用含有乙二醇單丁醚（EGBE）、乙氧基乙二醇（DEGME）的清潔產品。

　　除此之外，我建議我們應該在上表中加入四級銨化物（quaternary ammonium compounds，QAC），因為這種物質也有降低生育力、增加孩

子先天缺陷的風險，至少初期動物研究是如此顯示的。這族的化學元素經常用在消毒噴霧與抹布當中，以及不含酒精的潔手劑（標示為苯扎氯銨：benzalkonium chloride，BKC）裡面。使用酒精與醋替代，是比較安全的選擇。

四級銨化物的具體傷害風險仍在檢驗中，但相關研究已顯示，與其拿傳統品牌中已發現但未測試的數十種化學物質來冒險，遠不如選用天然、無毒的居家產品。

莎娜‧史旺博士對此提出說明：「如今，已經有很多數據皆顯示，環境化學物質確實會降低精子數、影響受孕時間、增加懷孕初期流產率、影響懷孕結果。我們還需要更多的研究證明嗎？當然需要！但是，現有研究的資訊已經足以促使我們行動了嗎？我想，確實已經足以使我們採取行動了。」

所幸的是，製造商對消費者更天然、更無毒的產品需求，已經做出了回應，今日市面已經比過去更容易找到較安全的產品。

在這方面，有兩個工具我覺得很實用，一個是美國環境工作組織的「皮膚化妝品資料庫」（Skin Deep Database），一個是Think Dirty應用程式。這兩者都提供數萬種產品的成分檢定，能夠協助妳即時找出更安全的選項。

# 遠離「鄰苯二甲酸酯」減毒行動

### 基本、中期、進階計畫皆需搭配

- 要減少接觸食物中的鄰苯二甲酸酯，請多在家煮飯，使用加工程度最低的食材。

- 少用傳統香水、髮膠、指甲油、衣物柔軟精。

- 以標示不含香精、最好是不含鄰苯二甲酸酯的護髮和護膚品取代現有產品。

- 購買清潔品與洗衣產品時，尋找使用植物基底、不含香精和鄰苯二甲酸酯的品牌。

- 更多詳細的產品建議，請見：www.itstartswiththeegg.com/product-guide。

# 4

# 妳從未想過要問，會造成
# 不孕、流產的4大豬隊友

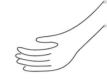

「發現」是指，
看到人人都看見的，
但思考沒有人想過的事。
——艾伯特・聖捷爾吉（Albert Szent-Gyorgyi）

如果妳不易受孕，抑或曾歷經一或多次流產，應該請醫師檢查，妳
是否有以下4種容易忽略、但也容易治療的狀況：(1) 維生素D不足、(2) 甲
狀腺功能低下、(3) 乳糜瀉、(4) 牙痛。

如果妳沒有提，不是所有醫師都會想到要檢測這些狀況，但令人驚

訝的是，它們都與不孕及流產有強烈關聯，其中任何一項都可能是妳治療
計畫中的豬隊友。但其實一經矯正，很快就能還給妳健康懷孕的機會。

## 一定要問 1 維生素D不足→雌激素受阻、子宮內膜異位症

過去10年來，維生素D變成熱門研究領域。如今，維生素D不足已經
顯示和多種疾病有關，包括糖尿病、癌症、肥胖、多發性硬化症、關節炎
等等。

雖然針對維生素D在生育力扮演何種角色的研究才剛開始，而且結果
並不一致，但是已經有幾份研究指出，維生素D不足可能對生育力有不良
影響。

2012年有一份最有力的研究發表，哥倫比亞大學與南加州大學的研
究團隊，檢測近200名正在進行試管嬰兒療程之女性的維生素D濃度。在
受試的高加索女性中（高加索人種主要指白色人種），體內維生素D濃度高的
女性，懷孕率高出維生素D不足的女性4倍。

一份稍早的研究也發現，體內維生素D濃度最高的女性中，有47％成
功懷孕；濃度低者則只有20％的懷孕率。另一項較近期的試管嬰兒研究結

果則顯示，體內維生素D濃度比較高的女性，其受精率與著床成功率也比較高。

我們尚不清楚維生素D具體如何作用在生育系統，但研究團隊推測，其扮演的一個角色可能是增加子宮內膜的容受性。

卵巢與子宮細胞內有特定的維生素D受體。維生素D在荷爾蒙的產生也扮演著特定的角色，維生素D不足可能會因為阻斷雌激素系統、減少抗穆氏管荷爾蒙 **P072** 的產生，而造成不孕；抗穆氏管荷爾蒙與卵泡的生長有關。

除此之外，維生素D濃度低也會造成子宮內膜異位症、多囊性卵巢症候群等。

## 維生素D改善免疫和發炎、預防流產

維生素D對預防流產也很重要。根據2018年發表的幾份臨床研究報告，懷孕前維生素D濃度充足的女性，流產率大幅偏低。

其中，美國衛生研究院主持的研究指出，比起懷孕前維生素D濃度不足的女性，其濃度充足的女性成功懷孕的機率高出10％，順利生產的機率高出15％。

在這份研究中，「充足」的門檻值是30奈克／毫升（ng/ml），而理想濃度需要更高一些；畢竟懷孕前維生素D濃度每增加10奈克／毫升，就關乎降低12％的流產風險。

另外一項獨立研究顯示，維生素D濃度與涉及反覆流產的免疫因素有關，例如自然殺手細胞和全身性發炎反應指標。維生素D濃度高的女性，出現免疫異常的機會較低。這顯示如果妳過去曾因免疫因素流產，補充維生素D特別有幫助。

## 最理想維生素D濃度，助孕必須比健骨多1倍

維生素D不足的情況異常的普遍，尤其在偏冷的氣候區。有些統計顯示，就算以最保守門檻來看，還是有36％的美國人維生素D不足；但究竟多低才算是不足，其實仍有不少爭議。

傳統上，20奈克／毫升是最低建議量，不過，那是基於保護骨頭健康的觀點。

近年的流產研究指出，30奈克／毫升（75奈莫耳／升〔nmol/l〕）應該可以看成是最低濃度標準——女性中竟然有80％的人維生素D濃度不到這個標準！而新研究發現，更高濃度才更能平衡免疫系統，讓胎盤發育到最佳狀態。在我談懷孕的著作《從出生開始的腦部健康書》裡也討論過，

最新研究顯示，助孕理想的維生素D濃度可能是40奈克／毫升（100奈莫耳／升）。

## 助孕、預防流產的維生素D達標濃度

- 缺乏：低於20奈克／毫升（50奈莫耳／升）
- 不足：20～30奈克／毫升（50～75奈莫耳／升）
- 充足：至少30奈克／毫升（75奈莫耳／升）
- 最佳：至少40奈克／毫升（100奈莫耳／升）

## 維生素D宜選油性滴劑

　　除非是住在亞熱帶，每日能接觸到大量陽光，否則妳的維生素D濃度極可能太低，而需要補充。必要的劑量得要看有多缺乏、攝取的目標量又有多高而定，所以最好能夠檢驗妳的維生素D濃度，並請醫師建議適合的劑量。如果沒有做這樣的檢驗，最好假設妳有輕度缺乏的狀況，並依此補充劑量。

## 維生素D的補充劑量

　　美國內分泌學會建議所有缺乏維生素D的成人，短期之內（通常是2週）應該每日攝取6000～10000國際單位（IU），其後改稍低劑量持續服

用。一般基本劑量每日是2000國際單位，但那僅是維持「基礎健康」的濃度，不是最利於生育與懷孕的更高濃度。

研究指出，**許多女性每日約需攝取4000國際單位，才能維持濃度在助孕的40奈克／毫升（100奈莫耳／升）**。不過，這其實因人而異，要看遺傳和日曬量而定。假如妳目前體內的維生素D濃度已經在30～40奈克／毫升，那每天可能只需再吃2000國際單位的維生素D；但也可能需要更高劑量，例如每日5000國際單位。

假如妳有任何發炎或自體免疫的狀況，例如甲狀腺疾病、子宮內膜異位症或反覆流產的歷史，攝取較高劑量的維生素D可能是有益的。

著有《自體免疫自救解方》的內科醫師艾米·邁爾斯博士（Dr. Amy Myers），建議上述患者將目標濃度設在60～90奈克／毫升。要達到此目標，請考慮頭2週每日補充10000國際單位，其後維持每日補充5000國際單位，同時，也請妳定期進行血液檢驗，確保維生素D濃度已經達到最佳濃度範圍。

## 過多維生素D會導致高血鈣嗎？

常有人會質疑，攝取過多維生素D怕增加血鈣濃度，因為維生素D會增進從食物中吸收鈣的能力。

不過，梅奧診所（Mayo Clinic）指出，這問題是出現在連續數月每日攝取60000國際單位的人身上。

在一份針對多發性硬化症病患的研究中，連續12週每日攝取20000國際單位的維生素D，不但減少了發炎的免疫細胞，而且並未導致血鈣濃度大幅提升。基於這份研究及其他現有的證據，每日僅攝取5000國際單位不太可能造成高血鈣濃度。

但從另一方面來說，如果妳要長期補充這個劑量，那麼，減少攝取乳類食物、偶爾檢查血鈣濃度，是比較審慎的做法。

除此之外，有在**長期攝取維生素D偏高劑量的人，最好也要補充維生素K$_2$**，如此才能夠將過多的鈣用來加強骨頭，而不致在血管裡形成鈣沉積，造成硬化。

提醒妳，若要補充維生素K$_2$，最好先諮詢醫師，將攝取劑量相對降低一點，比如45微克，因為補充維生素K$_2$會降低睪酮，這不利於卵巢儲備功能低下的人——雖然對多囊性卵巢症患者是有益的。

要從維生素D補充劑獲得最大益處，**最好選擇油性滴劑或油性軟膠囊者**，而非藥片錠劑，並且搭配含有脂肪的餐點服用。這將能夠大幅增進維生素D的吸收率，因為它屬於脂溶性的維生素。

維生素D品牌建議請參考：www.itstartswiththeegg.com/
supplements。

## 一定要問 2　甲狀腺機能衰退→流產、卵巢早衰、排卵障礙

如果妳正在與不孕或流產搏鬥，應該請醫師檢查妳的甲狀腺激素和抗體濃度，因為**即使是非常輕微的甲狀腺問題，也可能導致流產風險遽增**。此外，有卵巢早衰、原因不明的不孕問題、排卵障礙等狀況者，經常可見甲狀腺機能衰退（甲狀腺功能低下）的現象。

20多年前即有研究意外發現流產與甲狀腺機能障礙的關聯，這項計畫本意在理解為何有些女性生產後會出現甲狀腺機能障礙。

為了深入探索，研究者篩檢紐約500多名女性在第一孕期的甲狀腺素和甲狀腺抗體；檢驗甲狀腺抗體時若見其存在，那就是免疫系統攻擊甲狀腺的徵象了，而這正是甲狀腺機能減退的常因。

這項研究顯示，在甲狀腺抗體檢驗呈陽性的女性中，多位有流產的現象；更仔細檢視其流產率，還發現甲狀腺抗體呈陽性者流產率高出1倍多。這項發現，讓研究者不敢肯定是真有關聯或只是統計上的偶然。

從最早至今20年來，已經有數十項研究確證，自體免疫甲狀腺障礙會大幅提高流產風險。2006年巴基斯坦的一項大型研究中，流產率甚至比早先的研究結果還高——甲狀腺抗體呈陽性的女性，其流產率高達36%，沒有問題者才1.8%。

甲狀腺問題在反覆流產的女性身上也極為常見——反覆流產的典型定義是女性已流產3次以上。在反覆流產的女性中，有三分之一以上有甲狀腺抗體問題，沒有流產史者有這類問題的不過7～13%。

醫師無法斷定，為何甲狀腺抗體會在懷孕早期帶來問題。最令人困擾的是，儘管甲狀腺功能良好，甲狀腺激素也仍正常，但只要甲狀腺產生抗體，就會大幅增加流產風險。在這些病例中，研究者相信這是甲狀腺抗體降低了甲狀腺的能力，使其無法依孕期需要製造出額外的激素，以致流產風險升高。

這也就是說，即使懷孕之前甲狀腺的功能是健全的，但是，甲狀腺自體抗體依然可能會導致甲狀腺功能稍微降低，而這對懷孕初期是非常不利的。

雖說甲狀腺抗體在沒有造成甲狀腺功能低下的情況下，就會增加女性流產率，但一旦檢驗顯示，除了甲狀腺抗體，激素濃度也因為甲狀腺試圖如常運作反而變得異常，那流產率就會特別高。研究者發現，甲狀腺功能明顯衰退、激素不平衡的女性，其流產率高達69％。

無論妳相信與否，其實上述情況是好消息，因為甲狀腺激素干擾與流產之間的明確關聯，正暗示矯正甲狀腺激素濃度有助於預防流產。正如眾人所望，研究顯示甲狀腺激素治療對降低流產率有不可思議的效用。

舉例來說，義大利的一項研究中，未治療甲狀腺抗體問題的女性，流產率是13.8％，但相較之下，沒有甲狀腺問題的女性流產率才2.4％。又，有甲狀腺抗體問題的女性在孕期中接受甲狀腺激素治療後，流產率就降至3.5％——遠低於未治療的女性，而且數字接近沒有甲狀腺問題的女性。其他幾項研究同樣也顯現正面結果，強力證明治療甲狀腺功能衰退對流產率影響甚好。

## 就算是輕症，也需要治療

然而，甲狀腺障礙不僅和流產有關——在原因不明的不孕、排卵障礙、卵巢早衰的女性身上也很常見。

卵巢早衰是指卵子的數量與品質嚴重限制生育力，而試管嬰兒療程

往往是此患者唯一受孕的途徑，無奈成功率很低；由於接受藥物刺激後生長到成熟的卵子數量依舊不足，療程常因此終止。

我們對卵巢早衰所知甚少，但依據近年研究，其中一個因素就和甲狀腺障礙有關。

愈來愈明顯的事實是，即使甲狀腺活動降低的程度非常輕微，名為「亞臨床」甲狀腺機能衰退的狀況，也可能是卵巢早衰的主因。在近年的研究中，雖然僅有4％的健康女性檢驗有亞臨床甲狀腺機能衰退的問題，但是，出現在排卵性不孕症者的機率是15％，卵巢早衰者則是40％都有這個問題。

另有研究顯示，在排卵障礙的女性中，20％有亞臨床甲狀腺機能衰退的問題，而且這種狀況在有排卵障礙者身上出現的機率，是排卵正常者的2倍以上（前者是20.5％，後者是8.3％）。

問題看似不少，但如同上述流產率的研究，甲狀腺激素治療的結果非常振奮！在一項研究中，有亞臨床甲狀腺機能衰退問題的不孕女性經過合成甲狀腺素的治療後，44％的人成功受孕。

另一項研究也顯示，輕微的甲狀腺問題經過治療後，也能提升試管嬰兒療程中優質胚胎的數量。

甲狀腺抗體的問題，在患有多囊性卵巢症候群的女性身上也很常見到。研究發現她們當中有四分之一的人抗體檢驗呈陽性；此外，患者也較常出現顯示甲狀腺機能衰退的激素不平衡現象。

## 助孕、預防流產的甲狀腺素達標濃度

至此看來，如果妳曾有流產、多囊性卵巢症候群、原因不明的不孕症、排卵障礙、卵巢早衰的問題，那麼甲狀腺檢驗將特別重要。依據專症內科醫師艾咪‧邁爾斯的研究，最值得參考的檢驗標準值如下：

● 甲狀腺促素釋素（TSH）：1.0～2.0毫國際單位／毫升（mIU/mL）
● 游離四碘甲狀腺素（Free T4）：至少1.1奈克／分升（ng/dL）
● 游離三碘甲狀腺素（Free T3）：至少3.2皮克／毫升（pg/mL）
● 反式三碘甲狀腺素（Reverse T3）：反式三碘甲狀腺素、甲狀腺促素釋素比值小於10：1
● 甲狀腺過氧化酶抗體：低於9國際單位／毫升，或呈陰性
● 甲狀腺球蛋白抗體：低於4國際單位／毫升，或呈陰性

如果妳的醫師不幫忙做甲狀腺檢查，在美國大多數州，都可以透過「生命延續」（Life Extension）或其他線上服務提供的需求表格，向奎斯特診斷公司（Quest）或美國控股實驗室（Labcorp）預約檢查。在英國，可以透過醫療檢驗中心（Medichecks）預訂檢驗。

如果檢測出問題，請預約內分泌科盡快接受治療。倘若妳的醫師不認為不孕和流產跟好好管理甲狀腺機能的關係很重要（有些醫師並不認為重要），請詢問第二位醫師的建議。

有些內分泌醫師認為，甲狀腺促素釋素只要低於4.5毫國際單位／毫升就是「正常」的，這個階段不需要治療，但許多生育專家相信，甲狀腺促素釋素接近1毫國際單位／毫升才是理想助孕數值。

許多內分泌醫師除了開立替代甲狀腺激素之外，也會推薦補充硒、並且採用無麩質、無乳類的飲食，以減少導致甲狀腺機能不佳的自體抗體。更多相關資訊與策略，建議妳閱讀伊莎貝拉・溫茲博士（Dr. Izabella Wentz）的著作《橋本氏甲狀腺炎治療方案》或邁爾斯博士的著作《甲狀腺知多少》。

如果妳的甲狀腺抗體確實呈陽性，建議也請檢查脫氫異雄固酮硫酸鹽（DHEA-S）、睪酮（testosterone）濃度，因為有甲狀腺自體抗體問題的女性，其DHEA濃度可能也偏低，腎上腺產生DHEA後，DHEA會在卵巢中轉化為睪酮，而這種荷爾蒙對卵泡早期發育至關緊要。

如果DHEA濃度低，卵子發育就會變慢，甲狀腺自體抗體問題常見這種狀況，結果是造成往往稱做卵巢儲備功能低下或卵巢早衰的問題。因此，請醫師檢查你的DHEA-S和睪酮濃度是非常有必要的。補充DHEA

（詳見第九章）來矯正問題對有甲狀腺自體抗體問題的難孕女性來說，可以帶來大逆轉。

## 一定要問 3 乳糜瀉→免疫系統攻擊腸壁，營養不足而不孕

另一個「偶爾」會造成不孕或流產的因素是乳糜瀉，這是一種麩質引起免疫系統攻擊身體的免疫障礙。

乳糜瀉最為人知的症狀和大腸激躁症類似，但許多有這類問題的人卻未實際顯現胃腸道症狀。乳糜瀉也可能出現貧血、頭痛、疲乏、關節痛、乾癬等皮膚病，以及其他因人而異的症狀。

乳糜瀉的症狀因人而異，往往經過多年也沒被診斷出來。在義大利，醫學界非常重視乳糜瀉，依慣例，所有孩童在6歲時都要接受篩檢；但在世界其他地方，有乳糜瀉問題的人經常是隱忍多年後才好不容易發現根源。有報告顯示，**乳糜瀉患者平均要看過5位以上的醫師才確診**；在美國，診斷出病因更要花5年到11年。

更值得我們注意的是，體內免疫系統恐對全身進行攻擊，會導致發炎與傷害。

乳糜瀉的特徵之一是免疫系統嚴重損害腸內壁，進而阻礙養分的完整吸收，致使維生素與礦物質不足，從而導致不孕。

首度有人提出乳糜瀉與不孕的關聯是在1982年；數十年後，研究者仍在探究其進展和普遍度。

2011年，哥倫比亞大學與梅奧診所合作的研究發現，**乳糜瀉在不孕原因各異的一群女性身上，並沒有更多見；但是，在出於不明原因而不孕的女性身上，發生率卻顯著偏高。**在後者當中，近6％抗體呈陽性的女性有乳糜瀉問題，機率高出一般人的3倍左右，今日其他幾項研究也顯現出相同的狀況。

近期一項報告針對1000名做試管嬰兒的女性研究，發現有乳糜瀉抗體的人占2％以下，近似乳糜瀉的一般發生率；這也符合早先的研究發現，即乳糜瀉在一般的不孕病患總數中沒有增加——事實上，正是這項研究，致使醫師更不願意對不易懷孕的女性進行乳糜瀉的檢驗。

醫師不願做檢查，在某種程度上可以理解。綜觀所有研究，乳糜瀉似乎只在無法解釋的病例中較常見；而即使如此，**乳糜瀉也僅有5～8％的機率是不孕的原因。**

不過話說回來，如果妳追求的是「萬無一失」的方法，或如果妳有

乳糜瀉或自體免疫問題的家族史（乳糜瀉有強烈的遺傳成分，許多患者也有其他自體免疫疾病），檢查一下還是比較安心。

## 乳糜瀉和莫名不孕、流產之間的關聯

另一個支持做檢查的情況是原因不明的反覆流產。毋庸置疑地，流產在患症卻未治療乳糜瀉的女性身上較為常見。

有一研究團隊發現，未治療乳糜瀉的女性，其流產率幾乎高出治療過乳糜瀉者9倍，所幸採用無麩質飲食就能扭轉諸多風險。

乳糜瀉恐造成不孕與流產，是因為會增加發炎，並干擾葉酸與其他維生素的吸收。葉酸一旦減少，就可能會導致同型半胱氨酸濃度升高，進而降低卵子品質，並可能增加流產率。

無麩質飲食能讓腸內壁恢復健康，回復身體吸收養分的能力，支持生育力所需。**嚴格採用無麩質飲食，可望啟動葉酸、同型半胱氨酸兩者重新平衡的過程。**

然而，有一些研究也發現，在嚴格採用無麩質飲食的乳糜瀉患者當中，有近一半的人仍然出現維生素不足的狀況。特別值得注意的是，有乳糜瀉問題而採用無麩質飲食多年的人當中，有許多人仍然有葉酸和維生素

$B_6$偏低、同型半胱氨酸偏高的問題，不過，服用維生素補充劑就有益於改善這類問題了。

有多位乳糜瀉患者經診斷，持續每日服用葉酸、維生素$B_{12}$、$B_6$等6個月之後，體內的同型半胱氨酸便恢復正常；依據報告，比起服用安慰劑的對照組，他們的健康狀況呈現大幅改善。

這並不是說我們應該忽略無麩質飲食，改採補充劑療法，因為乳糜瀉在維生素不足的毛病外，還會導致其他諸多問題；因此我們的建議其實是——**服用產前綜合維生素，對乳糜瀉患者更加重要。**

有乳糜瀉的患者當中，有多數人的某種抗體較高，這類抗體（**抗磷脂抗體**）已知會導致流產，但個案報告顯示，這些抗體在嚴格採用無麩質飲食後便大幅下降。一位有抗磷脂質症候群（不明血栓到處塞）的34歲女性正是如此，她曾歷經2次流產，在診斷出有乳糜瀉後，她開始採用無麩質飲食，不到6個月就沒有偵測到先前增加的抗體了。

話說至此，乳糜瀉、甲狀腺自體抗體問題兩者之間似乎找到關聯，亦說明如何不利生育力。今日普遍認為，30～40％的乳糜瀉患者也有甲狀腺問題，乳糜瀉會將甲狀腺疾病的出現率提高3倍之多。

實際上看來，這意味如果妳有甲狀腺疾病，而此時正在與不孕或流

產問題搏鬥，那應該更有理由檢查是否患有乳糜瀉，反之亦然。何況，無麩質飲食也有助於減少甲狀腺疾病促生的免疫活動。

針對乳糜瀉篩檢，需留意的是：對大多數女性來說，這項檢查的優先性可能比其他檢查來得低，畢竟這只是一小小部分不孕病例的原因。

話雖如此，如果妳有原因不明的不孕、無法解釋的流產、抗磷脂質症候群、甲狀腺疾病，或是有乳糜瀉或自體免疫的家族史……，那就更有理由接受這個檢查。

## 一定要問 4 牙周病→更難受孕、細菌進入羊水造成早產

另一個影響懷孕及孕期健康的因素，竟然是牙齦健康！近年研究已經證實，牙周病會大幅提高早產與嬰兒體重不足的風險。一項發表在《美國牙醫學會期刊》的研究指出，**患有晚期牙周病（齒根骨膜炎）的女性，早產的機率高出一般4～7倍**，此外，也會增加流產風險。

牙周病是細菌在牙齒與牙齦間累積而成，會造成疼痛，有時還會出血。牙周病最常見的形式稱為「牙齦炎」，影響著近半數的育齡女性。如果不治療，牙齦炎會進展成齒根骨膜炎，此時牙齦會開始從牙根脫落，形

成所謂「牙周袋的細菌感染空間」，這種感染情況將引發免疫反應，進而造成發炎並蔓延至循環系統。

醫學界認為，牙周病之所以和流產或早產有關，是因為細菌感染導致全身性發炎，或是牙齦中的細菌進入羊水、造成局部免疫反應，進而提高流產或早產風險。

不過，牙周病的影響還不只流產與早產──**也許還會讓你花更多時間才能成功受孕。**

這項意外關聯，在2011年由羅傑‧哈特博士（Dr. Roger Hart）與西澳大學的研究團隊首先揭露。這項發現隸屬於一大型研究，目的是了解治療牙周病能否改善懷孕結果。團隊篩檢了3000多名懷孕婦女是否有牙周病，同時蒐集資料了解每位女性花多長時日才成功懷孕。

研究發現：平均而言，**有牙周病的女性要多花2個月才能懷孕**──將近四分之一的高加索女性和40％的非高加索女性有牙周病，而這些女性平均要花7個月才能懷孕，沒有牙周病者則只要5個月。而花1年以上才懷孕者也常有牙周病。哈特博士指出，這些結果顯示，**所有女性在嘗試懷孕前，都應該先檢查牙齒。**

我們很容易得到牙周病，但預防並逆轉牙周病也很容易，只要定期

用牙線、刷牙、進行專業洗牙。即使是晚期牙周病，通常也只需要看4次牙周病專科醫師就能解決。

## 遠離不孕行動

基本、中期、進階計畫皆需搭配

如果妳有不易受孕的問題，或有1次以上的流產經驗，進行維生素D濃度、甲狀腺疾病、乳糜瀉等檢查，是值得一試的。此外，建議也應該到牙科檢查牙周病，可能會有突破性的解答。

在上述因素中，應該最先考慮做甲狀腺檢查，乳糜瀉篩檢可以排到後面進行。如果不打算檢查目前的維生素D濃度，也可以直接補充維生素D滴劑，因為大多數女性的維生素D濃度都低於40奈克／毫升（100奈莫耳／升）的理想助孕標準。而多數人每日必須補充4000～5000國際單位來達到這個最佳濃度。

# Part 2

## 吃對補充劑

# 養卵護胎

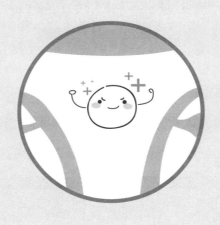

Chapter

# 5

# 產前綜合維生素：
# 孕前3個月起盡早吃

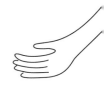

愈是原創的發現，日後愈見其前瞻性。
—— 亞瑟・庫斯勒（Arthur Koestler）

## 補充維生素
### 基本、中期、進階生育計畫適用

　　每日服用產前綜合維生素，是妳準備懷孕時最應該做的事。只要開始行動，永遠都不嫌晚。尤其是葉酸等維生素B群，那不僅是避免先天缺陷的關鍵要素，也有助於妳受孕；

既能恢復排卵，亦可提升卵子品質。此外，有些維生素還有
助於降低流產風險。

　　基於上述理由，盡早開始服用優質的產前維生素有其必
要性——理想情況是，至少要在**嘗試懷孕的3個月之前**就開始
服用。

## 葉酸 預防脊柱裂、神經管缺損、死胎

　　葉酸（folate，維生素B$_9$）隸屬於維生素B群，人體需要它來完成全
身上下數百種不同的生物過程；至於用於補充劑的，則是合成形式的葉酸
（folic acid）。

　　傳統上已知，葉酸這種重要維生素的角色，是可以避免脊柱裂等嚴
重的先天缺陷；不過，最近有新研究證實，葉酸甚至在生命更早的階段就
扮演著重要角色了——我指的是卵子發育階段。由於卵子在排卵前的3到4
個月開始成熟，這意味著妳愈早開始服用葉酸愈好。

　　葉酸會影響卵子品質，老實說，這一點也不令人意外，因為葉酸對
新DNA與蛋白質的生成來說很重要，在排毒方面也扮演了關鍵的角色。

而上述過程（新DNA和蛋白質的生成）在早期卵子與胚胎發育方面，在在擔任舉足輕重的任務。

在深入說明葉酸促進生育的研究之前，從較廣泛的脈絡理解它為什麼是準備懷孕時的重要一環，能給予我們實用的知識。

## 葉酸與胎兒天生缺陷的研究發展歷史

合成葉酸補充劑如今已被譽為二十世紀晚期最偉大的公衛成就，但在過去並不總是如此。

早期研究葉酸在避免天生缺陷上曾給掀起過爭議，而這項爭議為本書討論的各種補充劑提供了有趣的背景資訊——這正顯示了，研究發現與醫療實務之間往往有一道鴻溝。

1990年代以前，醫師對如何避免神經管缺損所知甚少，這種缺陷往往導致死產、夭折或終生癱瘓。

1991年，情勢丕變，英國研究者發表的一項大型研究顯示：在懷孕的前夕補充葉酸，可以預防70～80％的神經管缺損。有趣的是，葉酸的益處還明顯到這項研究提前中止，就是為了協助更多女性從研究發現當中獲得益處。

不過，這項研究並非第一個透露葉酸補充劑能避免神經管缺損的研究。更早的時候，另一項發表於1981年的研究已顯示出同樣的結果，只是多年來都遭受猛烈的抨擊。

　　早期批評者主要是針對試驗的設計提出質疑，因為該研究給予所有以前懷孕時曾發生神經管缺損問題的女性葉酸，但控制組女性找上進行研究的醫師時已經懷孕。這點偏離了理想的研究設計；在理想情況下，應該隨機給予一群女性葉酸或安慰劑，醫師和病患採用「雙盲」法，亦即雙方都不知道她們服用的是哪種藥，直到數據獲得分析為止。這種試驗又稱「黃金標準」臨床試驗，旨在避免偏差效應。

　　在葉酸的例子中，要到10年後1991年的隨機、雙盲、安慰劑對照試驗結果出來，才確證了最初的研究發現。與此同時，第一份研究的作者也宣稱，他們的實驗結果歷來飽受忽略，因為人們太強調偏差的可能性。

　　這項爭議帶來的實際影響是，從葉酸的保護作用還未獲得良好證據的1981年，到雙盲、安慰劑對照組研究終於滿足懷疑論者的1991年，10年過去了，在這10年中應該要有許多女性服用葉酸補充劑，但卻沒有，因而造成無數本來可以避免的悲劇。

　　這則警世故事告訴我們，我們在等待最佳臨床研究時，也不該忽略目前的具體證據──本書從頭到尾都會重複這個哲學。

醫學上，這種遵循「最佳研究」的哲學，當然有其安全考量的必要性；如果說補充劑的益處很明顯，但是我們還沒有滿足安全考量的可靠證據，那就務必等進一步的研究結果；但是，如果已經有優良研究確認其安全性，證實能帶來非凡重要的益處，儘管證據還不完美，那麼我們仍然可以依此行動，而不是等候可能永遠不會出現的完美臨床研究。

在人們想促進生育的時候，尤其應該如此，因為有些女性的財務或情感考量，也許只夠做1、2次試管嬰兒，而且往往時間緊迫。這也是本書下文推薦補充劑的背景：與其等待醫學落實研究結論，不如衡量每種補充劑目前的所有證據。

## 葉酸降低排卵障礙，有益於卵子成長、增加受孕

回到葉酸的例子，我們目前已知道，懷孕前補充葉酸可以大幅降低神經管缺損和其他神經管缺陷的風險。美國疾病管制中心、英國衛生部及各國公衛當局建議，為避免神經管缺陷，所有打算懷孕的女性除了天然的膳食葉酸來源，每日還應該攝取400微克（0.4毫克）的葉酸補充劑。

不過，上述份量應該看成是最低攝取量，有些權威專家建議所有求子的女性每日最少補充800微克葉酸。後文將會進一步討論，**產前補充葉酸，請選擇「甲基葉酸」等天然活性葉酸形式來補充，而非「合成葉酸」補充劑** P124 。

我們必須有所認知，**預防先天缺陷**，並不是懷孕前攝取產前綜合維生素的唯一原因，盡早服用葉酸等維生素的另一個好處，是有助於**更快懷孕**，並**避免流產**。最新研究已經清楚證實，從卵子發育、排卵到胎兒的成長，葉酸對生育的每個階段都很重要。

醫界早就懷疑，維生素不足在某些排卵問題上扮演了重要的角色。「護理人員健康研究」（Nurses' Health Study）這個長期報告追蹤數千名護理人員，其結果也支持這種觀點；其第二輪研究相關子群，追蹤了18000多名打算或已經懷孕的女性，她們過去8年來都沒有不孕歷史。

哈佛公共衛生學院的研究在分析「護理人員健康研究」的數據時發現：每日攝取綜合維生素的女性，因為排卵問題而不孕的機率較低。數據顯示：每週僅服用幾次綜合維生素與降低排卵性不孕症三分之一的發生率有關；而每日服用綜合維生素者，出現排卵性不孕症的風險更低。

研究者指出，這可能是葉酸和其他維生素B群的助力。

其實，早先就已經有較小型的研究指出，服用綜合維生素和生育力之間的關聯，得到的結論是：服用綜合維生素能改善生育力。這些雙盲研究發現，服用綜合維生素的女性，懷孕率較服用安慰劑的女性高。

另一方面，天然食物亦有含豐富葉酸者，也會增加孕酮濃度，降低

排卵障礙的風險。在一份研究中可見，從強化營養的穀類中攝取到最多葉酸的那三分之一女性，出現排卵障礙的機率低了65％，在需要最佳生育力的時候也能產生更高濃度的孕酮。

據研究發現，葉酸也有助於增進卵子品質和試管嬰兒成功率；在做試管嬰兒前服用葉酸補充劑的女性，有較好的卵子品質，卵子成熟的機率也比較高。研究因此指出，卵泡中的葉酸濃度高2倍的女性，成功懷孕的機率較高3倍。

## MTHFR基因突變降低代謝葉酸的能力

接下來我要說的是：如果妳有不孕或反覆流產的歷史，一個可能的主因是遺傳變異降低了妳代謝葉酸的能力。

2016年哈佛大學研究發現，甲烯基四氫葉酸還原酶（MTHFR）這種葉酸代謝基因的某些變異，造成胚胎染色體異常與著床失敗的機率較高，做試管嬰兒成功懷孕的機率也低得多。此外，這些變異歷來也與反覆流產有關，即使有些近期研究質疑此項關聯。

MTHFR基因的酶編碼，負責將其他形式的葉酸轉換為甲基葉酸的生物活性形式。甲基葉酸有諸多關鍵作用，最重要的是排毒──身體運用甲基葉酸來排出正常代謝的廢棄副產品，例如同型半胱氨酸。

某些常見的MTHFR基因變異，會降低從其他葉酸形式產生甲基葉酸的酶的活動量，進而減少可發揮排毒功能的甲基葉酸量，造成同型半胱氨酸的囤積。一般認為，**同型半胱氨酸過多是造成MTHFR變異的人不孕的原因，也恐提高流產風險。**同型半胱氨酸過多不僅會造成DNA缺損，也可能增加血栓風險（雖然這點尚有爭議）。

MTHFR基因兩種最常見的變異情形，稱為A1298C和C677T突變。據統計，約有40％的總人口有一條A1298C，這只會稍微降低處理葉酸的能力（酶活動降低20～40％）。有2條這種突變基因，或有1到2條C677T突變基因，則會造成莫大的影響，降低70％以上的酶活動；這些更嚴重的突變，則影響著10％左右的總人口，且與同型半胱氨酸的增多有關。

至於這些突變影響反覆流產的程度究竟有多深，目前仍存在著激烈的爭議。有些研究發現是有關聯的，但也有研究不然。好消息是，如果MTHFR變異確實會提高流產風險，同時也意指這種風險大多可以藉由正確的補充劑緩和。

如果妳想要多了解自己的基因型，醫師可以為妳進行MTHFR血液檢測，此外，妳也可自行透過「23andMe」網站預約DNA分析，再將妳的數據上傳到免費網站「GeneticGenie.org」。不過，這項檢測並不是非做不可的。就算檢測發現有突變，妳可以選擇服用補充劑就好，沒有必要太過緊張。

## 請選甲基葉酸，勝過合成葉酸

歷來的醫師都會推薦有MTHFR突變的女性服用高劑量的葉酸，用以改善葉酸轉換成甲基葉酸的低下效率。通常來說，這個建議量是每日1000～4000微克。

### 為什麼建議選擇「甲基葉酸」？

不過，如今我們已經知道，這樣的劑量會導致未代謝的葉酸在血液中囤積，可能反而會阻撓細胞吸收甲基葉酸，因此，**更有效的方法是——直接補充甲基葉酸。**

要了解哪種產前維生素包含這種形式的葉酸，可見：www.itstartswiththeegg.com/supplements的建議。

如果妳尚未做任何基因檢測，但有反覆流產或試管嬰兒療程失敗的經驗，最謹慎的方法是——服用含「甲基葉酸」這種形式葉酸的產前維生素，以防確實有會降低葉酸代謝率的突變問題。

另一方面，請妳的另一半服用甲基葉酸也是合理的，因為新研究顯示：父親有葉酸代謝的問題也可能導致流產，原因或許和其增加精子的DNA缺損有關 [P270] 。

## 建議量與注意事項

有MTHFR變異問題的人，甲基葉酸建議劑量通常是每日800～1000微克。然而，在罕見的情況下，甲基葉酸可能帶來副作用，包括疼痛、焦慮或情緒變化。

如果妳發現服用甲基葉酸會讓自己心慌，可以選擇進行MTHFR突變檢測，了解妳是否真的需要這種形式的葉酸。如果確認沒有變異問題，或只有一條A1298C突變（40％的總人口都是如此），妳還有更多產前維生素選項。

《28天打造不生病的基因》作者暨MTHFR專家班．林區博士（Dr. Ben Lynch），推薦服用甲基葉酸產生副作用的人也補充羥鈷胺形式的維生素$B_{12}$。

攝取更多的維生素$B_{12}$，還有進一步降低同型半胱氨酸濃度的額外益處。初期研究顯示，維生素$B_{12}$在防止與MTHFR變異有關的流產方面，可能和葉酸一樣重要。

## 無MTHFR突變問題者的葉酸補充建議

然而，即使如經檢驗顯示妳並沒有MTHFR基因變異的問題，選擇甲基葉酸形式或從天然食物中攝取葉酸，都還是比合成葉酸理想；這是因為**身體處理合成葉酸的過程不是非常有效率**，而且因人而異，不論有沒有MTHFR變異，皆然。

以往我們認為人類可以很快將合成葉酸轉換成其他形式，因為齧齒目動物是如此。不過，近年研究顯示，合成葉酸的一大部分會留在人體內沒有代謝，也無法使用。如果囤積成高濃度，還可能會干擾甲基葉酸的吸收，而細胞有各種重要功能都需要用到甲基葉酸。

**天然食物裡還有其他天然形式的葉酸，例如亞葉酸，可以迅速轉換成可用的甲基葉酸。**由於葉酸對排卵、卵子品質、防止流產等有舉足輕重的重要性，自然沒有人希望因合成葉酸轉換不良而導致葉酸濃度低下。

因此，即使沒有嚴重的MTHFR變異問題，我仍建議妳最好還是選擇含有天然膳食葉酸（通常取自檸檬皮）、亞葉酸、甲基葉酸的產前綜合維生素。

一天攝取的葉酸總量最少要800微克，若妳的產前綜合維生素含量較少，另外補充400微克的亞葉酸（葉酸鈣）或甲基葉酸是好主意。

產前綜合維生素的最新推薦，請見：www.itstartswiththeegg.com/supplements。

## 維生素$B_{12}$、$B_6$ 關係胚胎品質，有助於降低流產

典型的產前綜合維生素，還包含其他幾種對生育力有重要性的維生素；其中特別攸關卵子品質的是維生素$B_{12}$。在檢驗葉酸對進行試管嬰兒的女性影響之同一項荷蘭研究中，發現維生素$B_{12}$濃度高與較佳的胚胎品質有關，推測是因維生素$B_{12}$和葉酸一樣，能減少同型半胱氨酸。

另一項可能有助於提升生育力的是維生素$B_6$。2007年，阿萊恩‧羅南貝格博士（Dr. Alayne Ronnenberg）與伊利諾大學、哈佛醫學院、西北大學的科學家發表的研究顯示，維生素$B_6$濃度低下的女性，懷孕的機率也較低，流產的機率則較高。

上述所有研究都指出，產前服用含充足甲基葉酸、維生素$B_{12}$、維生素$B_6$的綜合維生素有助於增加懷孕機率，並降低流產與先天缺陷的風險。

# 其他更多營養素

此外，根據發現，在產前補充劑當中，礦物質對懷孕前準備期也有重要性。

舉例來說，鋅、硒、碘是甲狀腺充分發揮功能的必要礦物質。已知這也有生育力方面的含意，因為甲狀腺機能低下可能會抑制排卵、提高流產風險。再者，鋅、硒與抗氧化防禦系統有關，因此對卵子品質也扮演重要角色。

接下來，我將進一步說明，除了產前綜合維生素之外，妳還可以服用哪幾種補充劑來促進卵子品質。

**如果妳只想要再多吃一項其他的補充劑，請考慮輔酶Q10（簡稱CoQ10）**。下一章將說明，最新研究顯示，服用輔酶Q10可以增進卵子獲得細胞能量，促進卵子與胚胎品質。

更後面的篇章所討論的補充劑，也希望能夠幫助想懷孕的35歲以上女性、有不孕或流產史的女性，改善她們的卵子品質。

除了第六章討論輔酶Q10，第七章我們將討論抗氧化劑；一般而言，這兩章的內容適用於所有求子的女性。

至於第八章將討論的肌醇，則比較攸關患有多囊性卵巢症候群的女性們。

第九章討論DHEA，與卵巢儲備功能低下、自體免疫問題、年齡相關的不孕問題或流產經驗較有關係。

第十章討論為什麼有些生育補充劑妳最好避開。

第十一章則會更進一步討論，有益於準備冷凍胚胎植入子宮的相關補充劑。

Chapter

# 6

# 輔酶Q10：
# 給卵子充足的能量

能量加毅力，能克服一切。
——班傑明‧富蘭克林（Benjamin Franklin）

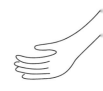

## 補充輔酶Q10
### 基本、中期、進階生育計畫適用

　　輔酶Q10（CoQ10），是存在體內幾乎每個細胞的小分子，卵子也不例外。近年的科學研究顯示，這種分子對維持卵子品質與生育力非常重要，再加上其他好處，輔酶Q10補充

劑有潛力避免、甚至逆轉卵子品質因年齡下滑的某些問題。只要是想養卵求子的女性，都能從輔酶Q10補充劑中獲得好處。尤其如果妳年紀在35歲或以上，或有卵巢儲備功能低下等生育問題，輔酶Q10可說特別有幫助。

輔酶Q10向來是馬拉松跑者與奧運選手最愛的營養補充劑，也是預防吃降膽固醇藥他汀類藥物而引起肌肉痠痛的建議補充劑。大型臨床研究中也顯現，輔酶Q10在針對心臟衰竭、帕金森氏症、亨丁頓氏舞蹈症、路格瑞氏症等狀況有初期效用。而且，近期研究更顯示**輔酶Q10的另一個可能好處——改善卵子品質。**

# 輔酶Q10為何能改善卵子品質？

輔酶這小小的分子為何有此莫大效用？可能是因為輔酶Q10在我們全身（肌肉、腦部、發育中的卵子）之能量製造扮演了重要的角色——**輔酶Q10其實是人體細胞的「發電廠」粒線體產生能量的關鍵。**

## ATP能量是保障卵子品質的關鍵

輔酶Q10在粒線體內的作用，是傳遞分子之間的電子。換句話說，

輔酶Q10是粒線體內製造電能（電壓）的「電子傳遞鏈」中的要角——粒線體負責將這股電能製作成三磷酸腺苷（ATP）形式的能量，接著細胞以ATP為燃料，供能給全身各種生物過程。除此之外，**輔酶Q10也是抗氧化劑**，可以回收維生素E並在細胞內執行多項功能，而改善卵子品質是其在粒線體內最有趣的作用。

要了解補充輔酶Q10如何改善卵子品質，我們必須先檢視品質不佳的卵子與細胞能量供應有何關聯，以及為什麼這種能量供應在高齡女性的卵子裡減少。

## 足夠的ATP能量，能避免卵子粒線體受損或減少

隨著年紀漸長，粒線體會受損，就像老舊損壞的發電廠能量生產效率變差那樣。一般認為，粒線體功能下降，在老化的過程中扮演著關鍵腳色，而且狀況遍及全身，在卵子上尤其明顯。特別是有研究顯示，年逾40歲的女性，其卵子粒線體的結構損害非常的常見。老化的卵子也會在粒線體累積遺傳性損害；在包圍每顆卵子的濾泡細胞當中，其粒線體數量甚至會減少。

因此，高齡女性卵子中的粒線體所製造的能量偏少——也就是ATP較少，這對卵子品質而言是一個大問題，這也可能是年齡對卵子品質造成負面影響的主因。

然而，粒線體功能不佳，不僅和關乎年齡的不孕有關；有其他不孕問題的女性，例如卵巢早衰、對試管嬰兒療程的刺激排卵藥物反應不佳的女性，也有證據顯示是其粒線體功能不良所致。

　　此議題研究的先驅是強納森‧凡‧布勒孔姆博士（Dr. Jonathan Van Blerkom），他在1995年率先指出：卵子中的ATP濃度，關乎其能否健全成熟，變成優質胚胎。

　　在布勒孔姆博士之後，也有幾位研究者證實這項結果，顯示卵子在特定時間和環境下，為重要的發育任務產生更多ATP的能力，對其本身的健全發育至關緊要。

　　今日普遍接受的原則是，卵子品質要好，就要有執行效率高的粒線體。根據在此領域的首席專家研究表示，在需要時製造出能量的能力，是決定卵子與胚胎潛能的首要因素。卵子產生能量的能力愈好，就愈可能成熟並成功受精。

## 足夠的ATP能量，有助於降低染色體異常的機率

　　除此之外，也有愈來愈多直接證據顯示，卵子在必要時產生能量的能力，對其形成正確的染色體數量尤其重要，這是因為分裂和推出染色體的過程需要非常密集的能量。科學家確實見過粒線體簇集成群，突然在精

確的時間與位置一鼓作氣地產生大量ATP，以因應形成結構分離染色體的需要。

如果卵子沒有足夠的能量，能夠俐落地一次次組織再推出成套染色體，最後染色體複製的數量就有可能不正確，變成存活率低的胚胎。

研究也發現，正如我們所料，粒線體功能不良的人類胚胎，比較可能出現染色體處理機制異常、染色體分布混亂的情形。此外，其他研究者則指出，如果刻意損害老鼠卵子中的粒線體，其ATP濃度會下降，分離染色體的機制也會解體並故障。

染色體複製的數目異常，是胚胎無法活過1週、著床失敗、早期流產的最重要主因。過了35歲以後，染色體出錯會變得更加常見，曾有生育問題或流產過幾次的人也將更常碰到這類問題。因此，如果粒線體沒有產生最佳能量，恐會直接造成不孕、試管嬰兒週期失敗、早期流產，因為卵子的染色體分離過程已經出錯。

## 足夠的ATP能量，為成長中的胚胎提供燃料

然而，能量供給不只對確保染色體處理過程十分重要——它也為成長中的胚胎提供燃料。如果卵子出現生產能量的問題，後來的胚胎發育也可能出錯，因為胚胎要生長到囊胚階段並成功著床，在在需要ATP來進行

必要的工作。一般認為：卵子粒線體功能失調，對胚胎的早期存活率影響特別大。

## 輔酶Q10是粒線體產生能量的基本原料

基於功能完整的粒線體對卵子與胚胎品質極為重要，我們為加強粒線體功能、協助卵子產生更多能量所付出的努力，照理說也能夠改善卵子品質與胚胎存活率，而研究顯示——這正是輔酶Q10的效用。

首開先河地以輔酶Q10改善卵子品質的生育專家——亞寇夫·班托夫博士（Dr. Yaakov Bentov）如此說明：「我們的觀點是，並不是卵子（尤其高齡女性的卵子）變不一樣了；**問題出在卵子有沒有能力產生能量，供應成熟與受精等各種過程所需。**因此，我們建議女性服用輔酶Q10等此類補充劑。」

輔酶Q10有強力好處，是因為這是粒線體用來產生能量的基本原料。許多研究顯示，在實驗室添加輔酶Q10到細胞中，能增加ATP的生產；而且，輔酶Q10還能保護粒線體不受損傷。

卵泡中自然存在的輔酶Q10，是支援能量生產、保護粒線體的要角。研究者甚至測量過自然存在於卵泡中的輔酶Q10量並發現：較高濃度的輔酶Q10，與較高品質的卵子、較高的懷孕率有關。

在促進生育的情境中，研究者認為補充輔酶Q10以提升重要養分的供應，能增加供應卵子發育所需的能量，可望預防染色體出錯、增加卵子與胚胎存活率。

2014年這本書第一版問世時，以輔酶Q10改善卵子品質的觀點還顯得新奇。根據班托夫博士及其同事羅伯・卡斯柏博士（多倫多三人生育中心TRIO Fertility創辦人）的先驅研究，有明顯的科學論據支持這種產前補充劑的使用。

不過，當時仍缺乏對照研究證明其具體成效。

到了2018年，有2項對照研究證實，做試管嬰兒前服用輔酶Q10約1～2個月，就能夠大幅改善卵子品質。服用輔酶Q10的女性，也有較多受精的卵子數，優質胚胎的比例也較高。

當中最重要的差異，可能在於療程中斷的狀況和可冷凍的胚胎數兩方面──在服用輔酶Q10者中，只有8％因為卵子發育欠佳而中止週期；對照組是23％。此外，輔酶Q10組中有18％有良好胚胎可以冷凍，對照組則僅有4％。

班托夫與卡斯柏博士進行的雙盲、安慰劑對照研究也發現，服用輔酶Q10的女性，胚胎的染色體異常率較低。

# 如何攝取輔酶Q10補充品？

人體內幾乎每個細胞都會製造輔酶Q10，但隨著年齡增長，身體漸漸就製造不出足夠的輔酶Q10，來滿足生產細胞能量的需求。要從食物獲得足夠的份量極為困難，所以服用補充劑是最好的解方。

## 有求子需求時的建議劑量

在迄今進行的臨床試驗中，做試管嬰兒前1到2個月，採行每日服用400～600毫克的輔酶Q10，這個劑量算是保守的；在其他非以生育為主題的研究顯示，服用高出甚多的劑量仍很安全。近期一項雙盲研究顯示，每日服用2400毫克長達5年，仍是安全無虞的劑量。

要促進卵子品質，最低服用劑量要看是吃哪種形式的輔酶Q10而定。

### 泛醌形式

標準的補充劑形式是「泛醌」（ubiquinone，氧化型輔酶Q10）；此形式不容易溶解，有一大部分不會被吸收。**能確實吸收的，人體會將之還原為輔酶Q10的第二種形式「泛醇」（ubiquinol，還原型輔酶Q10，或QH），才能成為具活性的抗氧化劑。**人體循環系統中，有95％以上的輔酶Q10是這種還原的泛醇形式。兩者形式在體內會互相轉化。

## 泛醇形式

若想要要解決泛醌吸收不佳的問題，可以購買已經是泛醇形式的輔酶補充劑。優質品牌像是：賈羅還原型輔酶Q10（Jarrow Ubiquinol QH Absorb）等。

儘管泛醇的價格通常比傳統的輔酶Q10來得昂貴，但是一分錢一分貨，其價值也比較高，因為妳只需要吃較少的份量，就能夠吸收到更多的活性成分。

## 其他形式

另一個選擇是，購買更有利立即吸收的特殊泛醌配方，當今市面已經有各式各樣能增進吸收率的泛醌配方，例如懸浮性小液滴。

研究顯示，有些高科技配方的吸收率大幅勝過傳統泛醌補充劑。推薦品牌如：Bio-Quinone與Qunol Ultra CoQ10。

Bio-Quinone是丹麥諾德製藥（Pharma Nord）所製造，一項研究發現於2019年發表於《營養》（Nutrition）期刊，指出Bio-Quinone可能比泛醇更容易吸收。藥廠測試7種不同輔酶補充劑配方各100毫克，在14位健康年輕人身上有何效用。結果發現，其中2種配方最能提升體內的輔酶Q10濃

度：鐘淵泛醇（Kaneka QH，日本大廠牌，類似賈羅還原型輔酶Q10的配方）和諾德製藥的**泛醌豆油基質軟膠囊**。

　　諾德的軟膠囊在歐洲是以Myoqinon的名字在販售，在美國的名稱則是Bio-Quinone Q10 Gold。受試者從這些配方吸收到的輔酶Q10量，是其他補充劑的2倍以上。

　　這項由諾德製藥支持的研究顯示，他們自家研發的輔酶Q10吸收率比泛醇更好。不過，也有證據指出，泛醇在細胞內留存的時間更長。

　　諾德製藥的輔酶Q10，被用在2018年一項研究中，該研究顯示這種特定劑型能改善卵子品質，如今也獲得生育中心廣泛推薦。不過，絕不是非

### 針對試管嬰兒的各項臨床試驗使用的劑量與品牌比較

| 研究者 | 劑型 | 品牌 | 每日總劑量 |
|---|---|---|---|
| 卡斯柏<br>（Casper,<br>2014） | 微粒化泛醌 | 進階正分子研究（Advanced Orthomolecular Research） | 600毫克，1天1次 |
| 喬努畢洛<br>（Gianubillo,<br>2018） | 加強吸收型泛醌 | 諾德製藥Bio-Quinone | 400毫克<br>（分2劑） |
| 徐（Xu,<br>2018） | 標準泛醌 | 健安喜<br>（GNC） | 600毫克<br>（分3劑） |

這種劑型不可。其他使用傳統輔酶Q10的研究也有顯示出好處，只是需要吃較高的劑量。而且據我們所知，泛醇也能立即吸收，且效力很強。

基於這些研究，對希望透過試管嬰兒療程懷孕、或是有流產或不孕史的女性，建議劑量是400毫克Bio-Quinone或400毫克泛醇。或者妳也可以服用600毫克的標準輔酶Q10，只是這數據並非出自針對試管嬰兒主題的研究，這個劑量的效力可能比建議配方低。

今日有些試管嬰兒診所採用了更積極的做法，提出Bio-Quinone或泛醇每日600毫克的建議劑量。然而我們認為，除了花費會比較高之外，**偏高的劑量其實是有點疑慮的**。

如果妳正準備懷孕，而且沒有理由懷疑會有生育問題，那麼200毫克泛醇或Bio-Quinone的低劑量就夠了。

## 分次且隨餐吃最佳

除了選擇較佳的輔酶Q10劑型，妳也可以把每日建議量分成幾劑服用，讓養分充分吸收發揮；這麼做的效果最佳，畢竟如果單次攝取太多，人體所能吸收的量是有限的。**當該次的輔酶Q10劑量超過200毫克時，吸收率就開始下降**。因此，如果妳計畫的每日劑量是400毫克，分2劑服用很有幫助——分早、午兩餐各1劑200毫克膠囊，這還能避免有些人晚上服用

輔酶Q10會出現難以入睡的問題。此外，**輔酶Q10是脂溶性，所以最好隨餐服用。**

# 持續吃輔酶Q10的安全性與副作用

由於輔酶Q10可望治療粒線體功能受損的相關疾病，所以歷來進行廣泛研究的大型臨床試驗很多。在這些雙盲、安慰劑對照臨床研究中，數千位參與者服用高劑量的泛醌輔酶Q10多年，期間進行密切觀察。即使劑量高達每日3000毫克，並未發現任何安全疑慮。在寫本書期間，臨床研究發現唯一具體副作用是——**少數人會出現輕微的胃腸道症狀。**

由於研究發現輔酶Q10有助於降低高血壓，因此，倘若妳的血壓經常低於正常值，或許不會願服用這種補充劑，妳應該主動與醫師討論這點。然而請記住，降低高血壓的能力，未必表示輔酶Q10會降低正常或偏低的血壓。

有趣的是，2018年一項針對「姿勢性低血壓」（起身時血壓下降）研究發現，輔酶Q10補充劑可以改善狀況，有助於預防血壓降低。這顯示至少在某些低血壓的例子中，輔酶Q10並不會造成問題，甚至有助於改善狀況（低血壓在有生育問題的人身上可能更常見，因為兩者都是源自腎上腺功能失調）。

輔酶Q10另一個效用值得留意，根據報告，它可以逐漸改善第二型糖尿病的血糖控制，雖然針對這點的研究還不是很一致。如果妳有糖尿病，和醫師討論如何服用輔酶Q10是個好主意，也許意外地，最後醫師能減少妳的糖尿病藥物劑量。

# 備孕前3個月開始吃Q10，吃到何時？

無論妳想自然受孕，還是藉由人工授精或試管嬰兒療程受孕，愈早開始服用輔酶Q10愈好。

理想情況是，在生育計畫進行前3個月就開始吃補充劑。因為卵子充分發育要3個月左右，在這期間從頭到尾補充輔酶Q10，可以讓卵子在最佳環境中發育成熟，有充沛的能量正確處理染色體。

不過，就算妳已經延遲開始，最新的臨床研究顯示，即使是做試管嬰兒前的1、2個月才開始服用輔酶Q10，仍然非常有益養卵護胎。

至於何時停止服用輔酶Q10，不同醫師有不同建議。如果妳想自然受孕或接受人工授精，得知驗孕結果呈陽性時，通常就是停止服用輔酶Q10的時候。如果是做試管嬰兒，多數診所會建議，取卵前1天就停止服用輔酶Q10及其他增進卵子品質的補充劑，因為已經無此需要。

不過，也會有醫師建議在獲知驗孕結果為陽性後繼續服用，這樣一來，如果妳要再做下一次療程，才能繼續獲得補充劑的益處。此外，取卵後繼續服用輔酶Q10，也能潛在協助子宮內膜做好胚胎植入的準備，詳見第十一章的討論 P215。

話說回來，要求時間點抓這麼精確可能沒有那麼重要。合理的折衷做法是在胚胎植入後等結果出來期間停止服用補充劑，一旦妳確定沒有成功懷孕，就可以重新開始服用補充劑，這樣一來便只有2週中斷服用，不會空太長。

提醒妳注意，醫師建議病人懷孕期間停止服用輔酶Q10，只是因為缺乏數據證明安全性；迄今仍沒有大型研究證實其安全性，可以理解醫師對這時期的補充劑攝取會極為謹慎。不過，也沒有什麼理由懷疑懷孕期間服用輔酶Q10有害。相反的，迄今的研究指出，輔酶Q10有助於降低子癲前症發生的風險，這是一種血壓高得危險的嚴重孕期併發症。

在考量與反覆流產的特殊情況下，懷孕早期服用少量輔酶Q10是適當的（雖然仍缺乏說明安全性的數據）。研究測量近500位懷孕女性體內的輔酶Q10濃度時，發現其濃度從第一到第三孕期會正常提升；而另一項趨勢隨之變得明顯，輔酶Q10濃度較低的女性，比較容易流產。

我們尚不清楚那些造成流產的原因何在，但是新研究顯示，在保護

卵子品質之外，輔酶Q10與流產之間有一項有趣的關聯——輔酶Q10似乎特別能夠降低抗磷脂質症候群 **P110** 患者的免疫與凝血介質，而這種疾病是流產的常因。

在2017年一項隨機、安慰劑對照研究中，隨機選取36位抗磷脂質症候群患者，每日服用200毫克的泛醇或安慰劑；1個月後，造成其症狀的免疫與凝血介質大幅減少。反之，那些流產的關聯又是如何造成的？我們尚不清楚，但可確信這條科研之路大有可為。

# 知難吃易，改善卵子力很簡單

基於上述已知，輔酶Q10確實能夠增加粒線體內的能量生產、這種能量生產對卵子與胚胎發育十足重要、迄今的臨床研究又有諸多正向結果的全盤了解，我們依當今證據顯示可說——補充輔酶Q10，是改善卵子品質的最佳方法之一。

# 褪黑激素和其他抗氧化劑：
# 對症救援卵子品質

所有真理都歷經三個階段：
第一階段，被嘲笑；第二階段，遭到猛烈
反對；第三階段，公認為理所當然。
　　——阿圖爾・叔本華（Arthur Schopenhauer）

## 補充抗氧化劑
中期、進階生育計畫適用

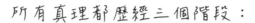

抗氧化劑在卵子品質上擔任著重要角色，可以保護卵子

抵抗所謂的氧化壓力。雖然卵泡天生就含有一整群抗氧化維生素和酵素，但是當女性患有不明原因的不孕症、多囊性卵巢症候群、與年齡相關之不孕等問題的話，往往體內這些要素的量都偏低。

如果妳年輕健康、沒有生育問題，也許產前綜合維生素與健康飲食（詳見第五、十三章）就能提供妳需要的所有抗氧化劑。但如果妳年紀在35歲以上，有特定的不孕問題或有流產經驗，就需要額外補充抗氧化劑來加強卵子品質。

歷來已知，抗氧化劑在生育方面上扮演著某種角色。維生素E的化學名稱為「生育酚」（tocopherol），正說明了這個道理——「tocos」在希臘語的意思就是「生育」，而「phero」是「生產」。不過，維生素E只是眾多與生育有關的抗氧化劑之其中一種。

# 抗氧化劑是什麼？為何想生孩子更需要它？

解釋術語對認識抗氧化劑大有幫助。「抗氧化劑」（antioxidant）這個詞是指能中和活性氧分子的分子；活性氧分子產生於正常的新陳代謝過程，包含因為每個氧分子都有一個不成對電子、故活性特別高的「自由

基」。活性氧分子如自由基的問題在於：當其與其他分子起反應，就會導致氧化而傷身。

日常生活中本就隨處可見氧化過程，例如金屬鏽蝕或銀器變黑。類似的化學反應也發生在身體細胞內；如果不遏止，氧化就會損害DNA、蛋白質、脂質、細胞膜、粒線體。於是，抗氧化劑的作用就在這裡——我們可以將其看成抵禦這種氧化化學反應的屏障，就如同使用檸檬皮來防止蘋果變褐色。

由於氧化物恐造成細胞損害，人體自身每個細胞本就備有抗氧化防禦系統，包括特地為中和自由基而產生的抗氧化酵素，以及其他重要成分如維生素A、C和E。發育中的卵子也含有以上各種抗氧化劑，扮演著防範氧化傷害的角色。

## 氧化物傷害粒線體，與多種生育障礙有關

年齡漸長，氧化傷害造成的卵子問題就愈來愈多，當中有部分原因出在老化卵子的抗氧化酵素防禦系統變弱了。

### 高齡女性的狀況

研究者發現，在高齡女性的卵子中，抗氧化酵素的產量減少，因而

使更多氧化分子可以恣意造成傷害。不幸的是，高齡女性的卵子產生的氧化分子也更多，因為老化的粒線體受損時會「漏出」電子，產生活性氧化分子，使生育環境如臨大敵。

人體每個細胞內的微小「發電廠」粒線體，其實就是活性氧分子的主要來源，同時也是其頭號受害者。粒線體對氧化傷害特別的敏感，受損時又會釋放更多氧化物，這會導致惡性循環，造成更多的傷害與更多的自由基。

粒線體的所有這類氧化傷害都會降低其能力，使其無法產生ATP形式的細胞能量——這是對卵子發育與胚胎存活率至關緊要的能量。今日認為：粒線體受到的氧化傷害，是老化影響卵子品質的主要途徑之一。

科學研究也清楚顯示，高齡或有生育問題的女性，其卵子與胚胎的抗氧化防禦系統偏弱，對氧化傷害的反應較敏感。這種氧化傷害據信會傷害粒線體，減少能量生產，降低卵子品質。

要注意的是，氧化傷害不是只出現在高齡女性的卵子中，研究也發現，出於不明原因不孕的女性，體內的抗氧化酵素濃度偏低，活性氧分子的濃度則偏高。一項近期研究指出，因不明原因而有卵巢早衰問題的女性當中，有70％的人體內的氧化濃度較高。即使是在年輕老鼠的卵子中，氧化壓力也降低了能量生產，使染色體處理過程變得不穩定。

此外，有**多囊性卵巢症候群、流產、子癲前症、子宮內膜異位症**的女性身上，也曾見到氧化壓力程度升高的情形。

## 子宮內膜異位症的狀況

特別是子宮內膜異位症的情況，氧化壓力與卵子品質不良在不孕問題上確切的影響仍有爭議。幾項研究已經發現，在做試管嬰兒的女性身上，子宮內膜異位症只會減少可以取出的卵子數（可能原因於第九章討論DHEA時說明 P199 ），對卵子品質倒是沒有重大影響。也有些報告顯示，從子宮內膜異位症患者身上取出的卵子能夠健康懷孕的機率，和其他做試管嬰兒者的卵子是一樣的。但相反的，有其他研究指出，子宮內膜異位症與卵子品質下滑有關。

如果卵子品質確實是子宮內膜異位症患者不孕的要素之一，新研究指出，原因可能出在氧化傷害。根據兩項發表於2018年的研究報告，患有子宮內膜異位症者，其卵泡中的氧化傷害程度偏高。其中一項研究也發現，氧化程度如果較高，卵子發育到囊胚階段的機率會變低。

## 多囊性卵巢症候群的狀況

在患有多囊性卵巢症候群者身上，氧化壓力的角色甚至更明顯，往往也涉及胰島素阻抗與高血糖的問題。由於血糖高，身體會產生更多活性

氧分子，從而增加氧化壓力（基於同樣原因，透過飲食控制血糖濃度，特別有助於從源頭抑制氧化壓力 P233 ）。

多囊性卵巢症候群除了增加氧化物的問題，也與抗氧化活動的減少有關。這雙重打擊的結果是：患者體內的氧化程度較高，一般認為這會傷害粒線體，干擾染色體的處理過程。換句話說，氧化壓力導致的卵子品質不良，可能是多囊性卵巢症候群患者出現生育問題的要素之一。

## 抗氧化劑養卵護胎，每種用途不同

所幸，抗氧化劑能預防某些傷害，確實有改善生育力的作用。研究發現，女性做試管嬰兒期間總抗氧化程度較高，成功懷孕的機率會變高。

波士頓試管嬰兒中心與哈佛先鋒聯合診所最新的大型研究，是以接受生育治療的女性為對象，得到的結論是：抗氧化補充劑的使用與能更快受孕有關。雖然要深入探索的地方還很多，各方的調查結果也多有衝突，但權衡目前的證據可知，強化的抗氧化防禦系統可以保護卵子，並且改善生育力。

至於要說哪種抗氧化補充劑最有益養卵護胎，初期研究顯示，維生素C、維生素E、硫辛酸、乙醯半胱胺酸、褪黑激素是最佳選擇。每種補充劑的目標都略有不同，適用於不同情況。

## 褪黑激素 發育佳的卵泡裡的濃度高

褪黑激素（Melatonin）是腦部深處的一條小腺體——松果體——在夜裡所分泌的荷爾蒙。褪黑激素是天然的助眠劑，這點妳可能已經知道。褪黑激素會使用於助眠，因為其能調節生理時鐘，告訴身體要日落而息、日出則起。褪黑激素在調節睡眠上極為重要，夜裡暴露於強光中會壓抑腦部分泌褪黑激素，進而會降低睡眠品質，並且導致失眠。

不過，褪黑激素不僅是睡眠調節劑，也參與了生育過程。在某些物種當中，褪黑激素還調節著季節生育力呢；舉例來說，像是確保羊、牛和其他動物的幼崽在春天出生。褪黑激素在人類生育上，其實扮演著出奇重要的角色。

有一條線索能幫助我們了解褪黑激素對人類生育的重要性：卵泡的液體中含有特別高的褪黑激素濃度。此外，卵泡液中的褪黑激素會隨著卵泡生長而增量；我們從做試管嬰兒的女性身上可以觀察到這一點，較大、發育較完全的卵泡，含有的褪黑激素濃度高於小卵泡。研究認為，**褪黑激素隨著卵泡成長而增加，可見其對排卵扮演著重要角色。**

## 褪黑激素×試管嬰兒療程者：卵巢抗氧化力更勝維生素

我們尚不完全清楚，褪黑激素在卵巢中究竟發揮何種作用。傳統上

認為褪黑激素是一種荷爾蒙訊息傳遞分子，附著在特定接收器上傳送訊息給細胞。

換句話說，過去認為褪黑激素是一種僅能溝通但無直接生物效應的分子。不過，1993年有研究發現，褪黑激素也是一種直接中和自由基的強效抗氧化劑；自此之後，許多不同研究都證實了這點。甚至從某些方面來看，褪黑激素的抗氧化功效強過維生素C、E。

不幸的是，**褪黑激素的分泌會隨著年齡減少**，最後造成卵巢失去對抗氧化壓力的天然屏障。2017年與2018年，兩組不同的研究分別發現，卵泡中的褪黑激素濃度與卵泡庫存量的標記之間有重要相關性。

褪黑激素濃度較高的女性，也有較高的抗穆氏管荷爾蒙 **P072** 和較多的卵泡數。褪黑激素濃度與試管嬰兒週期的結果也有相關性，因為褪黑激素濃度較高者，取出的卵子也較多，做試管嬰兒的胚胎品質也較佳。同一項研究也發現，褪黑激素濃度會隨年齡下降。

因此，褪黑激素的減少，可能是造成關乎年齡之不孕問題的因素之一，但這個因素是可以改變的。證據清楚顯示，**褪黑激素補充劑能恢復卵子內的抗氧化防禦系統，改善卵子品質。**

過去20年來，許多動物與實驗室研究顯示，褪黑激素能協助卵子健

全成熟並發育為優質胚胎，有一部分要歸功於抗氧化活動。這些研究都使醫師們相信，褪黑激素或許也能夠改善女性做試管嬰兒時的卵子與胚胎品質。在此假設之下，人類臨床試驗就此展開。

在最初的研究中，團隊在給做試管嬰兒的女性褪黑激素後發現，褪黑激素能夠降低其卵泡中的氧化壓力與細胞氧化傷害——這項發現大有展望。接著研究還發現，補充褪黑激素不僅能減少氧化傷害，還可以改善卵子與胚胎品質。

在日本，田村博史博士（Dr. Hiroshi Tamura）的研究指出，從9位女性進入試管嬰兒新週期之初，就給她們服用褪黑激素，並比較這次週期與前一次週期的卵子品質。經過補充褪黑激素之後，她們的卵子品質大幅的提升，有65％的卵子發育成優質胚胎，前一次週期僅有27％。

下一步是檢驗褪黑激素對試管嬰兒療程實際懷孕率的影響，以了解褪黑激素是否真能提升女性懷孕的機率。為此，田村博史博士和多位日本醫師，以115位前一次做試管嬰兒失敗且受精率低的女性為對象，展開一項別開生面的臨床研究。在進入下一輪試管嬰兒週期之前，半數的女性接受了褪黑激素的治療。

結果發現，這些女性的受精率比前一次週期高出甚多，而且接受褪黑激素治療的女性當中，有近20％成功懷孕。相對的，未接受褪黑激素治

療的女性，其受精率和前一次一樣低，而且僅有10％的女性成功懷孕。這些結果顯示，褪黑激素能夠改善受精率，還可以將試管嬰兒療程的成功率提高近1倍。

田村博士指出：「我們的研究代表，以褪黑激素治療不孕症者的最初臨床結果。這項工作還需要證實，但我們相信，對因為卵母細胞（卵子進行減數分裂的卵原細胞）品質不良而無法懷孕的女性而言，褪黑激素治療可望成為改善卵母細胞品質的重要選項。」

如今已經有其他不同研究，包括多項雙盲、安慰劑對照試驗，也觀察到褪黑激素補充劑改善試管嬰兒療程卵子品質的能力。根據這些研究報告，補充褪黑激素能夠提升優質卵子與胚胎的數量，或是可以促進試管嬰兒療程的懷孕率，或是兩種功效皆有。在因為卵子品質不良或卵巢儲備功能低下而做試管嬰兒失敗的女性身上，這些好處特別的明顯。

## 褪黑激素×子宮內膜異位症：減少病變疼痛

如果妳是為了避免子宮內膜異位症造成的生育問題而做試管嬰兒，褪黑激素除了提升卵子品質之外，或許還能展現其他長處。

一項隨機、雙盲、安慰劑對照研究發現，給患有子宮內膜異位症者補充相對高劑量的褪黑激素（10毫克）達8週，能減輕近40％的疼痛。褪

黑激素也能改善睡眠品質，並大幅降低對止痛藥的需求。動物研究也發現，褪黑激素有助於減少子宮內膜異位症造成的病變。

## 褪黑激素×多囊性卵巢症候群：與肌醇發揮加乘療效

傳統上，我們僅把褪黑激素視為女性做試管嬰兒時的有效生育補充劑。我在2014年第一版的《給所有想當媽媽的人‧科學實證養卵聖經》中也說到，我並不建議想自然受孕的女性服用褪黑激素，原因是褪黑激素會調節控制排卵週期的荷爾蒙，作用很直接。因此，補充褪黑激素有可能會打亂天然荷爾蒙的平衡，進而干擾排卵。

在試管嬰兒療程中，這點卻不成問題，因為人工療程會給予高劑量荷爾蒙來調整週期，所以不需要天然荷爾蒙濃度來仔細調控排卵。對即將接受試管嬰兒療程的女性來說，褪黑激素對卵子品質有莫大的好處，所以對荷爾蒙的任何其他微小效應都可看成無關緊要。

然而，對希望自然受孕的女性而言，情況卻相反，干擾排卵來換取褪黑激素的抗氧化功效，代價可能太大了。

不過新研究指出，在一個例外的情況下，褪黑激素對某些想自然受孕的女性是有幫助的；更明確一點來說，褪黑激素對多囊性卵巢症候群調節排卵荷爾蒙有正面影響。

2018年，研究給予40位多囊性卵巢症候群患者褪黑激素長達6個月；結果發現，褪黑激素可以部分矯正多囊性卵巢症候群典型的荷爾蒙異常問題。實際的成果是：95％的女性經期變得正常，可以為生育力帶來深遠的好處。

研究因而建議，褪黑激素協助多囊性卵巢症候群的方式與胰島素無關，故使用以胰島素為主的療法如肌醇（下一章將討論 P176 ）治療該症時，可以另外補充褪黑激素。

另一項研究也確實指出，褪黑激素與肌醇在多囊性卵巢症候群患者身上的加乘效用，高過僅使用其中一種，兩者能發揮協同作用，嘉惠卵子與胚胎品質。

## 褪黑激素補充劑的吃法（臺灣需要處方箋才能取得）

有在時時追蹤最新科學研究的生育診所，如今大都會依慣例建議準備做試管嬰兒的女性服用褪黑激素補充劑，尤其是在卵子品質有不良疑慮的時候。

典型劑量是每日3毫克，睡前不久服用。在美國，可以直接在藥局購買補充劑劑型的褪黑激素，哪個品牌或配方都不要緊；不過，在英國就需要處方箋才能取得。

那麼，應該在做試管嬰兒前的哪個時機開始補充褪黑激素呢？這個議題尚待討論。

傳統上，醫師會建議病患在取卵的前幾個禮拜或開始使用針劑時服用補充褪黑激素；證據顯示，就算只在這段短時期內補充也很有益——能夠改善受孕率，並增加優質胚胎的比率。

不過，更早開始也有其價值。2017年的一項雙盲研究，是在試管嬰兒週期第五天開始給受試者服用褪黑激素。結果顯示，褪黑激素對卵子品質的影響特別明顯；服用褪黑激素者獲得優質胚胎的機率，是安慰劑對照組的2倍（只是這項研究的規模太小，並無法顯示褪黑激素對懷孕率有何效應）。

基於這項研究和我們對卵子發育的認識，**在取卵前1個月開始服用褪黑激素是合理的**。就和大多數促進卵子品質的補充劑一樣，診所通常會建議患者**在取卵前1天停止服用褪黑激素**。

要提醒妳注意的是，褪黑激素補充劑可能會造成白天嗜睡、暈眩或煩躁的狀況，此外也可能加深抑鬱。所以，如果妳擔心副作用，可以減少服用劑量。

如果妳人不在美國，除了取得褪黑激素補充劑的處方，另一個選項

是：**購買濃縮酸櫻桃汁或酸櫻桃汁補充劑**。這種櫻桃除了含有其他有益的抗氧化劑，也含有少量褪黑激素。


# 其他能促進生育的抗氧化劑

如果妳因為不想透過試管嬰兒療程受孕而不適合使用褪黑激素補充劑，那麼，選用其他抗氧化補充劑也可能達到相近的效益。

雖然其他的抗氧化劑沒有經過廣泛研究，但還是值得考慮當成補充劑。如果妳準備做試管嬰兒，特別關心妳的卵子品質優劣，可以將其他抗氧化劑搭配褪黑激素服用。

## ●維生素E 產前每日少量攝取就可以，多吃無益

維生素E是存在於堅果、種籽、油類中的脂溶性抗氧化劑。當今的初步動物與人體研究指出，維生素E對卵子品質有正面影響。

其中最有趣的是一項人體研究，比較維生素E與褪黑激素減少自由基對卵泡傷害的能力。研究發現，2種補充劑都有用，但維生素E要達到褪黑激素預防自由基傷害的功效，需要200倍的劑量。也就是說，600毫克的維生素E，可以達到3毫克褪黑激素的功效。

這項研究使用了高劑量的維生素E——大約是每日建議最高攝取量的2倍。從實務面解釋，維生素E補充劑多以「國際單位」（IU）標示，600毫克相當於900國際單位。做為產前綜合維生素裡的維生素E量，通常是每日30～60國際單位；典型的維生素E補充劑，則是每日400國際單位。

雖然一般認為維生素E很安全，但歐盟食品安全局（European Food Safety Authority）指出，成人每日不應攝取超過300毫克，也就是450國際單位（因為長期攝取很高的劑量，恐稍微增加死亡率，原因可能與略增出血風險有關）。

科羅拉多生殖醫學中心堪稱全美首屈一指的試管嬰兒中心，該中心建議想做試管嬰兒的女性則每日攝取200國際單位的維生素E就好，「研究顯示，400國際單位未必有益於整體健康。」科羅拉多生殖醫學中心也提出警示，服用阿斯匹靈的人不應該使用維生素E，因為會增加阿斯匹靈的抗凝血效用。

要大幅改善卵子品質，只服用維生素E補充劑並不夠，但只要能改善卵子品質，效用再小都有助益。

2014年，由伊莉莎白·魯德博士（Dr. Elizabeth Ruder）和匹茲堡大學、埃默里大學、達特茅斯醫療中心等研究者發表的研究，進一步支持了這項觀點——維生素E補充劑，對原因不明的不孕症者特別有效。這項研

究分析400多位不孕原因不明但希望能夠透過人工授精或試管嬰兒技術懷孕的女性，發現35歲以上的女性補充較高的維生素E劑量與更快懷孕是有關聯的。

雖然還需要深入研究，但今日專家們相信，維生素E多少可以彌補隨年齡增長而自然下降的抗氧化劑。

不過，如果除了產前綜合維生素含有的低劑量維生素E之外，妳決定另外攝取維生素E補充劑，還是小心至上，最好控制在每日攝取量不高於200國際單位。

第十一章將討論到，維生素E也有助於支援子宮內膜的發育，使其準備好進行胚胎移植 P214。因此，取卵後繼續服用維生素E直到植入胚胎為止，是有好處的。

## 維生素C 不孕、子宮內膜異位症值得參考

維生素C是水溶性抗氧化劑，原本就大量存在於卵泡內。在高齡老鼠身上，維生素C與E至少都能夠預防部分與年齡有關之卵巢功能下降的問題。在一項實驗室研究當中，維生素C衍生物也能促進豬胚胎的品質。然而，在人體研究方面，目前支持額外補充維生素C能增進女性生育力的證據還很有限。

在迄今僅有的幾項研究中，上述2014年的維生素E研究，也顯現出維生素C的正面功效。除了檢驗維生素E補充劑有何價值，這項研究也探究維生素C補充劑對原因不明的不孕症是否也有幫助。

研究發現，至少就體重正常和35歲以下的女性來說，額外攝取維生素C與較快懷孕有關。這意思不是說，維生素C對高齡或過重的女性沒有幫助，只是從這項研究看不出來，因為給她們的劑量可能太少。研究者解釋，對過重者及大多數年齡偏高者來說，她們獲得的維生素C劑量，可能不足以彌補其已經偏高的氧化程度。

2018年有研究者主持一項隨機對照試驗，給子宮內膜異位症患者維生素C補充劑，觀察她們進行試管嬰兒療程的結果。

研究隨機讓這些女性在進入試管嬰兒週期前2個月，每日服用1000毫克的維生素C，或是不服用任何補充劑。

結果：服用維生素C的那一組最後獲得優質胚胎的數量高出甚多；維生素C組的懷孕率也略有提升。不過，這項研究的規模太小了，暫時只有參考意義。

如果妳選擇服用維生素C補充劑，一般人的劑量是每日500毫克，子宮內膜異位症患者則是每日1000毫克。

## ●硫辛酸 改善多囊性卵巢症候群、發炎引起的不孕

硫辛酸（alpha-lipoic acid）是另一種有健全抗氧化特性的補充劑，因而有益於卵子品質。人體會自然製造硫辛酸，它有一種罕見能力——可以同時做為水溶性和脂溶性抗氧化劑。相較之下，維生素C是水溶性、維生素E是脂溶性，所以那些抗氧化劑的效能範圍較有限。

硫辛酸也是很有潛力的補充劑，因為自然存在於粒線體中，能夠協助生產能量。動物研究發現，硫辛酸可以保護粒線體不受老化影響；服用硫辛酸補充劑後，可以大幅提升人體血流中的總抗氧化程度，抗氧化酵素的活動也有所提升。

也有一些證據指出，硫辛酸能夠改善生育力，例如有實驗室研究發現，這種抗氧化劑可以改善卵子成熟度與胚胎存活率。

第十四章將討論到，這種抗氧化劑也能夠改善精子的品質 P272 。在一項隨機、雙盲、安慰劑對照研究中，男性每日服用600毫克硫辛酸12週後，其總精子數、精子濃度與活動力皆大幅提升。

硫辛酸是特別有益的抗氧化劑，因為能協助回收輔酶Q10、維生素C、維生素E，使其回復活性抗氧化形式。硫辛酸也有助於提升另一種關鍵抗氧化劑——穀胱甘肽——的濃度。

就女性而言，硫辛酸對生育的益處在多囊性卵巢症候群患者身上特別明顯。例如研究發現，硫辛酸與肌醇的結合功效大於只服用肌醇，能增加做試管嬰兒時的優質胚胎量。

依據2017年的另一項研究報告，多囊性卵巢症候群患者服用硫辛酸搭配肌醇6個月後，該疾病典型的荷爾蒙異常問題逐漸變得正常。另一項研究發現，多囊性卵巢症候群患者每日分2次服用各600毫克的硫辛酸，16週後便能改善其胰島素敏感性，開始正常排卵。

儘管針對生育力的硫辛酸人體研究，大多聚焦於精子品質或多囊性卵巢症候群當中，這種分子發揮的作用；然而，只要是關乎卵子品質，硫辛酸就能發揮全面功效，原因是硫辛酸是一種強效抗氧化劑，也能支援粒線體的能量生產。

硫辛酸也能降低發炎，因此對子宮內膜異位症或反覆流產可能更有益。研究指出，發炎可能是子宮內膜異位症造成不孕的關鍵方式；新研究也發現，發炎可能是原因不明的流產的主因之一（談到飲食的第十三章會深入討論這個主題 P251 ）。

## 硫辛酸的吃法，要注意劑型和甲狀腺

硫辛酸的臨床試驗沒有顯示出重大的副作用。

最常見的副作用是噁心；不過，就算是每日600毫克的劑量，也很罕見這種副作用。

有研究指出，硫辛酸也許會降低甲狀腺激素，所以如果妳有甲狀腺問題，請先與醫師討論過後，再服用這種補充劑。硫辛酸也可以改善糖尿病者的血糖濃度，因此如果妳有糖尿病，開始服用這種補充劑時就要小心控管，也許最後還能順便減少糖尿病藥物劑量。

臨床研究顯示，硫辛酸典型生效的劑量是每日400～600毫克（有些醫師治療多囊性卵巢症候群時，會請病患1天攝取1200毫克）。如果妳選購R型硫辛酸，每日服用200～300毫克可能就夠了；R型硫辛酸是人體會自然製造之生物活性較高的形式。

如果補充劑沒有標明是R型，那可能其中50％是R型硫辛酸、50％是效用較低的鏡像分子。選購R型硫辛酸可以降低服用劑量，減少服用時胃部有時可能會產生不適的機率。

空腹攝取硫辛酸的吸收率較佳，因此標準建議是在用餐前30分鐘、或用餐2小時後服用。儘管如此，若不方便空腹攝取或會造成噁心、胃灼熱，用餐時一併服用亦可接受，只會減少20～30％的吸收量。

對於胃部較敏感的人來說，最好的選擇是每日分2到3次、隨餐服用

各100毫克的R型硫辛酸（例如：美優純「Pure Encapsulations」R型硫辛酸）。一般人則可以空腹一次服用200毫克或300毫克的R型硫辛酸，每日1次就夠了。

## ●乙醯半胱胺酸 多囊性卵巢症候群者改善卵子力最明顯

另一種有益卵子品質與生育力的抗氧化劑，名為「乙醯半胱胺酸」（N-acetylcysteine）。這種胺基酸衍生物的作用是抗氧化劑，也能提升穀胱甘肽的活動力；穀胱甘肽是細胞內另一種關鍵的抗氧化劑。乙醯半胱胺酸常用來做為乙醯胺酚（又名：泰諾「Tylenol」或「撲熱息痛」）過量的解毒劑。

最能清楚顯示乙醯半胱胺酸能改善生育力的證據，來自針對多囊性卵巢症候群的臨床試驗。

當今已經有一系列隨機、雙盲、安慰劑對照研究發現，患有多囊性卵巢症候群的女性補充乙醯半胱胺酸，有助於恢復排卵、改善卵子與胚胎品質、增加懷孕機率，還能降低流產率。在自然受孕的女性、服用快樂妊錠（Clomid）或來曲唑（letrozole）等刺激排卵的藥物者、嘗試做試管嬰兒懷孕的女性身上，都看得到效果。

乙醯半胱胺酸帶來的改善差異，在與不孕問題搏鬥最久的多囊性卵

巢症候群患者身上，或許最明顯。在一項臨床試驗中，研究者給予有不孕問題平均達4年以上的多囊性卵巢症候群患者服用乙醯半胱胺酸和快樂妊錠5天，治療結束後，有21％服用乙醯半胱胺酸的女性順利懷孕，安慰劑組僅有9％懷孕。

## 乙醯半胱胺酸幫卵泡排毒，預防早衰、流產

雖然迄今大多數的乙醯半胱胺酸研究，大都聚焦於多囊性卵巢症候群，但研究者相信，乙醯半胱胺酸是可以更普遍地改善卵子品質與生育力的。特別是乙醯半胱胺酸可以成為抗氧化劑並支持排毒，進而抵銷老化與氧化壓力帶給卵子品質的影響。

從一項近期研究便可以看出這點，研究隨機給準備做試管嬰兒的女性服用安慰劑或乙醯半胱胺酸。在服用乙醯半胱胺酸的那組當中，最後取出的卵子較多，懷孕率也高出許多（74％，安慰劑組只有50％）；卵泡中的毒性同型半胱氨酸也低得多。

如果乙醯半胱胺酸能降低卵泡中的同型半胱氨酸濃度，那對不孕的諸多肇因有豐富的意義。

同型半胱氨酸對發育中的卵子會造成莫大的傷害，因為它會傷害粒線體；而前文則提過另一種補充劑「葉酸」，提升生育力的主要途徑之

一，便是排解同型半胱氨酸的毒性。如今有多一項工具——乙醯半胱胺酸，可以協助這種重要的排毒過程，進而支援發育卵子所需要的能量生產，顯然是有幫助的。

如果妳有與高濃度同型半胱氨酸相關的風險因子，例如葉酸代謝基因變異（包括MTHFR P122 ）、有卵巢早衰的問題，或是曾反覆流產，那麼，盡快消除同型半胱氨酸是特別重要的事。

正如我們所料，乙醯半胱胺酸減少發炎與同型半胱氨酸的能力，有降低流產風險的機會。

從一項研究可以看出這種功效，該研究給多位反覆流產且原因不明的女性，每日服用600毫克的乙醯半胱胺酸搭配葉酸，並比較她們與只服用葉酸的女性的懷孕結果。乙醯半胱胺酸搭配葉酸這組，除了流產率戲劇性的大幅下降，她們成功懷孕的機率，還是其他女性的2倍！

其他研究也顯示，乙醯半胱胺酸能夠降低多囊性卵巢症候群患者的流產率達60％之多。

## 乙醯半胱胺酸×子宮內膜異位症：減少囊腫而不需手術

此外，乙醯半胱胺酸對子宮內膜異位症也特別有效。在一項近年的

實驗室研究中，已證實這種抗氧化劑有助於抵銷子宮內膜異位症對卵子品質的負面影響。

此外，一項義大利的臨床研究發現，子宮內膜異位症患者服用乙醯半胱胺酸後，可以實際降低該病症的相關疼痛與囊腫。經過3個月的治療，服用乙醯半胱胺酸者有三分之一顯示改善，因而不需要手術了。這項研究的作者之一如此表示：「我們可以就此下結論，乙醯半胱胺酸實際代表著，治療子宮內膜異位症的一種簡單有效的療法，沒有副作用，很適合求子的女性。」

## 乙醯半胱胺酸的吃法，宜長時間低劑量服用

醫師使用乙醯半胱胺酸的情況很廣泛，但仍然有可能出現過敏與副作用。雖然罕見，但靜脈注射高劑量的乙醯半胱胺酸來治療止痛劑過量的狀況，可能會出現過敏反應。乙醯半胱胺酸也可能導致某些人噁心、腹瀉或腹痛。如果妳受這些副作用所苦，合理的做法是停止服用這種補充劑，改聚焦於本章討論的其他抗氧化劑。

在使用乙醯半胱胺酸數個月的臨床試驗中，典型劑量是每日600毫克；多囊性卵巢症候群方面的研究，僅給予5天的乙醯半胱胺酸，劑量則是每日1200毫克。就我們對卵子品質與卵子發育時程的了解，可能的話，長時間持續服用較低劑量，是比較合理的做法。

## 乙醯半胱胺酸vs.乙醯左旋肉鹼

　　常與乙醯半胱胺酸混淆的另一種抗氧化分子，被稱為乙醯左旋肉鹼（Acetyl-L-Carnitine），但兩種分子其實截然不同。肝臟從離胺酸產生肉鹼後，其中一部分便轉化為乙醯左旋肉鹼。

　　肉鹼（無論是左旋肉鹼，還是乙醯左旋肉鹼）通常是做為運動與減重補充劑，肉鹼有助於將脂肪轉化為細胞能量。研究顯示，這種補充劑也可能有益於精子品質 P273 ，因為這種抗氧化劑可以參與粒線體中的能量生產。不過，我們尚不確定肉鹼對卵子品質有何效應。

　　在女性生育力的方面，迄今的大多數研究都聚焦於左旋肉鹼這種形式，尤其是多囊性卵巢症候群的相關研究。

　　隨機臨床試驗發現，左旋肉鹼能協助多囊性卵巢症候群患者減重，調節胰島素濃度，恢復排卵，幫助卵子發育成熟，進而改善懷孕率——這些研究結果符合多囊性卵巢症候群患者體內的左旋肉鹼濃度往往極低的發現。因此，如果妳患有多囊性卵巢症候群，左旋肉鹼是可以考慮的一種額外補充劑，典型劑量是每日3克。

　　至於非多囊性卵巢症候群患者，目前尚沒有足夠證據支持左旋肉鹼或乙醯左旋肉鹼的使用。

大部分的動物研究發現，肉鹼對雌性生育力有正面功效，只是也有結果相反的研究。

2017年的一項人體研究發現，左旋肉鹼、乙醯左旋肉鹼對卵子品質有正面效應，但要說這種補充劑有益於女性還言之過早。相對來說，其對男性有益的證據則強得多，我在第十四章會再討論到 P273。

# 多種產前補充劑適用狀況、典型劑量

許多專家相信，氧化壓力是排卵老化底下的一種主要機制。要避免對卵子形成氧化傷害，就必須持續以卵子的天然抗氧化劑遏止活性氧分子（如自由基）。但有年齡相關不孕問題、子宮內膜異位症、多囊性卵巢症候群、原因不明的不孕問題的女性，這種抗氧化防禦系統的功能可能較低下，需要進一步補充抗氧化劑。

要服用多少抗氧化劑、補充哪種抗氧化劑，要看妳面對的是哪種特定的生育問題而定，但**選擇2到3種抗氧化劑是合理的做法**——理想情況是，選擇最能協助改善妳的特定情況的抗氧化劑。

下一頁的表格總結上述選項，摘要最適合狀況和典型產前劑量；第十二章則會針對不同情境，提出各種補充劑組合的範例。

| | |
|---|---|
| 褪黑激素 | **最適合**：試管嬰兒療程、多囊性卵巢症候群<br>**典型劑量**：睡前3毫克 |
| 維生素E | **最適合**：原因不明或與年齡相關的不孕症、準備植入胚胎<br>**典型劑量**：200國際單位 |
| 維生素C | **最適合**：原因不明或與年齡相關的不孕症、子宮內膜異位症<br>**典型劑量**：500～1000毫克 |
| 硫辛酸 | **最適合**：多囊性卵巢症候群、年齡相關的不孕症、卵巢儲備功能低下、自體免疫問題、反覆流產、子宮內膜異位症<br>**典型劑量**：R型硫辛酸200～300毫克（或是標準劑型600毫克） |
| 乙醯半胱胺酸 | **最適合**：多囊性卵巢症候群、年齡相關的不孕症、卵巢儲備功能低下、子宮內膜異位症、MTHFR變異、反覆流產<br>**典型劑量**：600毫克 |

　　抗氧化劑通常可以在取卵前不久（做試管嬰兒的情況），或是驗孕結果呈陽性的時候停止服用。

　　如果妳想透過試管嬰兒療程懷孕，繼續服用維生素E到植入胚胎時為止，可能值得一試，第十一章會再詳加討論 P214 。

Chapter

# 8

# 肌醇：恢復排卵能力，
# 預防妊娠糖尿病

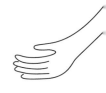

有時問題很複雜，答案卻很簡單。

——蘇斯博士（Dr. Seuss）

## 補充肌醇

中期、進階生育計畫適用（躁鬱症除外）

對有多囊性卵巢症候群、胰島素阻抗的女性，肌醇有助
於恢復排卵、改善卵子品質，而且功效特別的明顯。在某些
病例中，就算妳沒有多囊性卵巢症候群，肌醇也是有益於養

卵、護胎的。若妳先前做試管嬰兒時有許多未成熟的卵子、出於不明原因而反覆流產或排卵不規律，肌醇補充劑也尤其值得考慮。

許多研究顯示肌醇非常安全，副作用微乎其微。但提醒各位，思覺失調症或躁鬱症患者要謹慎使用，否則理論上有加劇躁症發作的風險。

# 肌醇是什麼？卵泡內濃度高容易受精

肌醇（最常見形式為myo-inositol）是自然存在於水果、蔬菜、穀類和堅果等食物中的糖分子，一般都被看成是維生素B群中的一種（維生素$B_8$，水溶性），但是，這其實並不真的是一種必要維生素，因為身體可以從葡萄糖自行製造。肌醇在人體中扮演著多種角色，包括做為信號分子的關鍵建材。

近年來，肌醇已經變成廣獲推薦的生育補充劑。實際上，肌醇在卵子品質中擔任要角的故事，早在多年前就已經開始。2002年，東尼‧邱博士（Dr. Tony Chiu）和一群香港研究者發表直接找出肌醇與卵子及胚胎品

質相關的第一份研究結果。他們追蹤53位做試管嬰兒的女性每個卵泡內的肌醇濃度，接著比較各卵泡內的肌醇量及其中的卵子品質，最後觀察卵子後來是否有受精。

結果十分很明顯。肌醇濃度偏高的卵泡，也含有後來成功受精的成熟卵子。此外，卵泡中的高濃度肌醇也與較高品質的胚胎有關聯。

邱博士之所以檢驗肌醇，是受到更早以前的一項研究所啟發。在那項研究中，這種化合物是一種重要信號分子肌醇磷脂的前驅物；這些信號分子會傳遞訊息，從而調節細胞內的各種生物活性，包括發育中卵子的生物活性。

肌醇與卵子品質之間的關聯，引起研究者對另一項可能性的興趣：也許以補充劑的形式額外服用肌醇，可以改善試管嬰兒的成功率。研究者為測試這項假設而耗費了許多年，如今已經有證據顯示，肌醇補充劑確實可以改善生育力——至少是關乎多囊性卵巢症候群或胰島素阻抗的女性的生育力。

## 多囊症、糖尿病最適用，試管嬰兒效果明顯

對於沒有多囊性卵巢症候群、胰島素阻抗的女性，還無法肯定肌醇

具有哪些生育價值。至今僅有少數研究是針對非多囊性卵巢症候群的女性，而其結果也不是很令人印象深刻。

在第一項這類研究中，醫師在進行試管嬰兒療程之前，給沒有多囊性卵巢症候群者服用肌醇3個月，結果肌醇似乎減少了成熟卵子與胚胎的數量。雖然肌醇組的著床率與懷孕率略高於對照組，但因為研究規模太小，無法檢測這項差異是反映出真實情況，還是碰巧得出的結果。

另一項研究方法與此類似，但這回的對象是先前做試管嬰兒失敗時被歸為「反應不佳者」的女性。在這些沒有多囊性卵巢症候群者身上，肌醇確實大幅增加取出的成熟卵子數；服用肌醇之後，她們的優質胚胎數、著床率、懷孕率也稍有提升。

有限的證據可能無法證實，在健康的條件之下服用肌醇補充劑是否有益於懷孕；但基於以下有關多囊性卵巢症候群的研究證據，也許可以考慮服用肌醇：

● 在以前的試管嬰兒週期中，有很多卵子不成熟
● 妳有胰島素阻抗的問題（糖尿病）
● 妳的經期不規則或很長（超過30天）
● 妳有與多囊性卵巢症候群相關的荷爾蒙干擾問題（例如睪酮濃度高、抗穆氏管荷爾蒙 P072 濃度高）

# 肌醇×多囊性卵巢症候群：平衡胰島素

為了解肌醇為何對多囊性卵巢症候群如此有效，我們必須回到其荷爾蒙失衡狀況下的肇因。

## 降低多囊性卵巢症候群胰島素濃度的另類選擇

早在30多年以前，醫師就知道多囊性卵巢症候群與胰島素濃度高有關──無論女性的體重正常與否。**胰島素濃度高似乎在造成多囊性卵巢症候群患者不孕的問題上扮演直接的角色，因為它會提升卵巢中的睪酮等荷爾蒙的濃度。**

基於這層理解，多囊性卵巢症候群向來是以各種促進身體對胰島素反應的藥物治療，旨在讓細胞更容易接收到胰島素的訊息，從血液中吸收葡萄糖，進而更能掌控血糖濃度，降低胰島素濃度。其中一種藥物是二甲雙胍（metformin），已經有大量研究分析其如何改善多囊性卵巢症候群與糖尿病的血糖控制。

使用二甲雙胍改善多囊性卵巢症候群患者生育力的理論是，**可以藉由恢復正常的胰島素濃度，帶回生殖激素的平衡，並且恢復排卵。**然而，二甲雙胍有一些重大的惱人副作用，例如噁心與嘔吐，而且它的效用尚待研究。

在這個背景下，科學家開始尋找能改善多囊性卵巢症候群患者胰島素功能的另類選項，其最終目標是改善生育力，於是故事又回到肌醇。

我們已知肌醇家族（環己六醇）有些分子參與了胰島素的功能與血糖代謝，也知道肌醇在多囊性卵巢症候群患者體內可能耗竭。最後一片拼圖則來自邱博士，他的實驗結果顯示，卵泡中的肌醇濃度比較高與優質卵子有關。

如今研究者相信，體內肌醇家族的分子處理缺陷，可能使多囊性卵巢症候群患者產生胰島素阻抗，而肌醇補充劑或許能克服這個問題，進而恢復胰島素的平衡，恢復肌醇在發育中卵子的必要濃度。

現在已有多項研究持續顯示，服用肌醇補充劑確實有益於多囊性卵巢症候群患者。在2007年發表的初期研究中，25位多囊性卵巢症候群患者服用肌醇達6個月。

在研究開始前，所有受試女性都經歷過至少1年的不孕問題，每年的經期少於6次，而且被醫師判定不孕症最可能的肇因是排卵障礙。服用肌醇6個月之後，72％的女性開始恢復正常排卵；最後有超過半數的女性成功懷孕。

後來其他幾項研究也顯示類似的結果，在一項雙盲研究中，醫病雙

方都不知道服用肌醇或安慰劑的是哪些女性，因而將偏差的可能性與安慰劑的效果降至最低。最後結果很明顯：服用肌醇的女性有近70％恢復正常排卵，安慰劑組只有21％正常排卵。

## 肌醇搭配葉酸，得到雙倍的優質卵子和胚胎

所有上述研究皆顯示，恢復排卵與促進自然受孕機會，只是故事的一部分。從更細微的觀察試管嬰兒者的週期變化，可以讓醫師直接看到肌醇對多囊性卵巢症候群患者的卵子與胚胎品質有哪些正面影響。

在第一項顯示這種正面影響的試管嬰兒研究中，受試者在接受試管嬰兒藥物的當天服用肌醇。研究發現，比起未服用肌醇的女性來看，肌醇能提升她們可取出的成熟卵子比例，降低不成熟與退化卵子的數量。此外，擔心卵巢過度刺激症後群（卵巢接受刺激排卵藥物的治療，因反應太過強烈而出現相關併發症）而取消週期的次數也變少了。

若早點開始服用肌醇補充劑，對多囊性卵巢症候群患者進行試管嬰兒療程的影響更明顯。在一項雙盲試驗中，醫師每日2次給一組女性2克的肌醇加葉酸，持續3個月，第二組女性則僅服用葉酸。進行試管嬰兒療程時，服用肌醇加葉酸的女性擁有的成熟卵泡比僅服用葉酸的女性多，取出的成熟卵子增加，不成熟卵子減少。這項研究也發現，服用肌醇加葉酸的女性獲得優質胚胎的比例是68％，遠高於只服用葉酸者的29％。

簡而言之，肌醇能改善多囊性卵巢症候群患者的卵子發育與胚胎品質，同時降低胰島素濃度，改善血糖控制。

此外，不僅是胰島素敏感性不佳的女性能從中獲益，2011年義大利發表的研究發現，**即使是對胰島素反應正常的多囊性卵巢症候群患者，肌醇治療也能改善其做試管嬰兒時的卵子與胚胎品質。**

## 多囊症和妊娠糖尿病常相伴而來，更需要肌醇

如果妳有多囊性卵巢症候群，服用肌醇還有另一個好處：降低妊娠糖尿病的風險。這種懷孕期間血糖升高的狀況，在多囊性卵巢症候群患者身上非常普遍。

2012年有研究發現，患有多囊性卵巢症候群的女性在懷孕期間補充肌醇，出現妊娠糖尿病的風險會減少很多——僅有17%；沒有服用肌醇的女性，則有54%出現妊娠糖尿病。

如今也有幾項臨床試驗顯示出同樣的結果，2015年時，考科藍組織（Cochrane Organization）評論當時可得的所有試驗後給出結論——肌醇確實對降低妊娠糖尿病的發生率有潛在的益處。所以，如果妳有多囊性卵巢症候群或其他妊娠糖尿病的風險因子，應該請教醫師懷孕期間是否要繼續服用肌醇。

# 肌醇×流產：檢查胰島素，降低流產風險

另有研究發現，肌醇或許也能協助反覆流產的女性避免流產；報告說到，**曾多次流產的女性，胰島素阻抗也高得多**——在一項研究中，這類女性胰島素阻抗偏高的狀況，是正常女性的2到3倍。

理論上，如果胰島素阻抗會提高流產風險，服用肌醇這類可以逆轉胰島素阻抗的補充劑可能有益於改善。為判定肌醇是否有助於妳的情況，可以請醫師給妳做葡萄糖耐量試驗，測量妳在空腹狀態和喝下葡萄糖2小時後的血糖；如果檢查發現妳有胰島素阻抗，服用肌醇補充劑理論上有助於降低妳的流產風險。

# 肌醇的吃法：孕期中持續服用，避免糖尿病

肌醇公認非常安全，只有在每日劑量超過12克以上，才可能會導致輕微噁心等胃腸道症狀。臨床研究顯示，有效的肌醇典型建議量是每日4克，分2次服用，日、夜各1次，如此和身體每日自然產生的份量相當。

理想情況是至少在做試管嬰兒的3個月前開始服用肌醇。至於何時停止服用，請和醫師討論。許多醫師會建議，多囊性卵巢症候群患者在孕期中持續服用肌醇，以避免妊娠糖尿病。

# 和肌醇大不同，「手性肌醇」反而壞事

目前情況發現，患有多囊性卵巢症候群的女性，也經常服用一種相關化合物「手性肌醇」（D-Chiro Inositol）來改善生育力。雖與肌醇名稱相近，但**如果服用手性肌醇劑量過高，效果可能適得其反，使卵子數量與品質不增反降。**

不幸的是，人們普遍不知道會出現這種負面效應。顯示手性肌醇潛在益處的早期研究，鋒芒大於近期研究顯示該補充劑根本無效或有害無益。有一個研究就發現到，多囊性卵巢症候群患者服用手性肌醇而非安慰劑後，卵子和優質胚胎的數量反而減少了。

如今研究者才開始理解，為何手性肌醇對多囊性卵巢症候群毫無幫助。人體內的某種酵素會將一小部分的肌醇轉化為手性肌醇，以維持兩者在身體各不同部位的比率均衡。在肝臟與肌肉中，兩者的正常比率是40：1，即40份的肌醇，搭配1份手性肌醇；在卵巢中，兩者的正常比率更高，差不多是100：1。

這兩種密切相關的分子，在卵巢內的功能其實大不同。肌醇支援濾泡刺激激素（FSH P072 ）的功能；手性肌醇則支援睪酮的生產。

**在多囊性卵巢症候群中，肌醇似乎會過度轉化為手性肌醇，因而耗**

損肌醇的正常量，造成睪酮的過度生產，進而可能導致卵子品質不良。這也解釋了為何補充肌醇能改善卵子品質，補充大量手性肌醇卻只會使問題惡化。

有些時下的肌醇補充劑號稱能促進生育，例如內含少量手性肌醇的Ovasitol。這種配方背後的概念是，模仿人體內肌醇與手性肌醇的自然比率40：1。雖然這種配方的補充劑經證明能改善多囊性卵巢症候群患者的代謝功能與排卵，但目前有更大量的證據支持只服用肌醇就好。

# 肌醇特別有益多囊症、糖尿病、排卵障礙者

肌醇如今已是例行建議，多囊性卵巢症候群患者服用的補充劑，因為肌醇可能有助於恢復其正常排卵以改善卵子品質，並預防妊娠糖尿病。

萬一妳患有多囊性卵巢症候群，每日服用肌醇補充劑幾個禮拜或幾個月，可能有莫大的助益。此外，肌醇也能促進沒有排卵或有胰島素阻抗的女性的生育力。至於肌醇可能有助於降低胰島素阻抗的相關流產風險，可見其關聯性，但還需要進一步研究。

Chapter

# 9

# DHEA：
# 治療卵巢儲備功能低下

別沮喪，

能打開鎖的，往往是最後一支鑰匙。

——無名氏

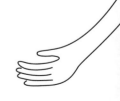

## 補充DHEA

進階生育計畫適用；有病理限制

　　DHEA（脫氫異雄固酮）如今已是生育診所廣泛推薦給卵巢儲備功能低下或有年齡相關不孕問題的女性，準備做試

管嬰兒時的補充劑。支持DHEA的科學根據仍有爭議，但研究顯示，DHEA可以改善卵子數量與品質。透過增加染色體正常的卵子，DHEA也可望降低流產風險。

儘管一般人可以在藥局或藥妝店購買到做為營養補充劑的DHEA，但是由於它其實是一種荷爾蒙，所以妳應該與生育醫師討論後再服用。

DHEA可能與某些藥物相互作用，一般不建議有多囊性卵巢症候群的女性服用；曾罹患荷爾蒙敏感型癌症的人也不建議服用。此外，DHEA對子宮內膜異位症的影響，則尚未獲得廣泛研究。

說起DHEA的故事，得從一位女性開始。

# DHEA的故事，為高齡卵巢帶來希望

這名女士是一位很有決心的病患，在紐約一間試管嬰兒診所接受療程；已經40多歲的她，想方設法尋找任何可以改善生育力的方法。透過自己的研究，她發現一篇關於DHEA增進試管嬰兒卵子數量的科學文章，於

是便開始服用補充劑。由於效果驚人，她進行療程的診所很快就成為使用DHEA改善試管嬰兒成果的先驅。

幾年後，DHEA已是建議做試管嬰兒的某些患者，服用來增加卵子與胚胎數量及品質的例行補充劑。依據頂尖生育專家諾伯特‧葛萊舍博士（Dr. Norbert Gleicher）的說法：「DHEA正在為高齡和卵巢早衰的年輕女性，帶來不孕症護理的新革命。」

# DHEA是影響卵泡發育的關鍵荷爾蒙

DHEA就是「脫氫異雄固酮」（dehydroepiandrosterone的縮寫），是腎上腺與卵巢分泌的一種荷爾蒙前驅物，是卵泡早期發育的關鍵要素。

如果出於任何原因，腎上腺分泌的DHEA不足，能順利撐過早期發育的各個階段之卵子就會因而減少，導致超音波檢查出的卵泡數不足，並出現超低荷爾蒙濃度的情況，顯示卵巢儲備功能低下或卵巢老化（例如抗穆氏管荷爾蒙〔AMH〕 P072 低下）。

DHEA濃度通常會隨年齡下降，一般認為這是造成與年齡相關之不孕症的原因之一。有甲狀腺疾病、類風濕性關節炎、抗體攻擊腎上腺等自體免疫問題的年輕女性，體內的DHEA濃度也可能偏低。

今日普遍認為，自體免疫問題是年輕女性早發性卵巢功能不全的常見原因。

總之，如果檢驗顯示妳的DHEA濃度偏低，改善這個問題有可能大幅增進妳的生育力——增加試管嬰兒療程可取用的卵子數量與品質。

# 第九次取卵，DHEA終於幫得16個胚胎

服務於紐約的人類生殖研究中心（Center for Human Reproduction，CHR）的多位生殖內分泌專家，是使用DHEA促進生育力的先驅；這間紐約大型試管嬰兒診所，在治療高齡女性的卵巢儲備功能低下方面，成功率高得驚人。

如上文所提到的，他們的DHEA研究起自一位病患，這位43歲的女性自行爬梳了大量的醫學文獻，只為了找出任何能夠幫助她增加卵子數量的方法。

在她的第一次試管嬰兒週期中，並未服用DHEA，那時她只有1顆卵子及胚胎可用。醫師建議她，如果要再做試管嬰兒，不要使用自己的卵子。不過，這名女士決意用自己的卵子受孕，於是她開始搜尋任何有可能助她一臂之力的科學文獻。

在研究過程之中，她讀到一篇貝勒大學研究發表的文章，文中指出DHEA可能有助於試管嬰兒療程。該研究描述，服用DHEA約2個月後，5位女性的卵子數量皆有提升，當時這項成果備受冷落，幾年之後，才在這位病患的發現下在紐約重見天日。

讀完貝勒大學的研究之後，這位女士在沒有知會醫師的情況之下，開始服用起DHEA補充劑。到了第二次做試管嬰兒的時候，她獲得了3顆卵子和胚胎。

驚人的是，她繼續服用DHEA，可用的卵子與胚胎數也持續增加，她解釋說：「我開始意會到，這回我找對了！」她的醫師非常訝異，因為以她的年紀，問題應該是每況愈下，但實際情況卻是相反的！最後，她在第九次的試管嬰兒週期中，獲得了16個胚胎！

卵子數的持續增加，顯示DHEA的效益是累積的。根據今日的理解，這種長期效應是因為——**DHEA是作用於卵泡非常早期的階段，遠在排卵幾個月前。**

2011年，自首度以DHEA獲得出色成果的6年後，全世界已經有諸多試管嬰兒中心，開始建議卵巢儲備功能低下的女性服用DHEA補充劑。今日，在更多臨床證據面世之下，各地診所又更踴躍採用這種策略來改善試管嬰兒的結果。

# 卵巢早衰、功能低下者宜考慮DHEA

大多數DHEA的研究都聚焦於所謂「卵巢儲備功能低下」的女性，年齡往往是這種狀況的肇因。女性35至40歲時，每個月開始成熟的卵泡群逐漸變少；到最後，連藉由使用藥物刺激取出來進行試管嬰兒的卵子數，也隨之滑落。這成為了35歲以後與40多歲女性做試管嬰兒成功率的限制因素；一般認為，卵巢儲備功能低下是40歲以上女性普遍的現象。

卵巢儲備功能低下有時也影響著年輕女性，在這種情況下，有時稱為「卵巢早衰」或「早發性卵巢功能不全」。

在年輕女性身上，這種狀況往往是藉由測量抗穆氏管荷爾蒙 P072 的濃度來診斷——抗穆氏管荷爾蒙的濃度能反映出很早階段的卵泡數；醫師也會以超音波來計算早期階段的卵泡。如果妳的抗穆氏管荷爾蒙濃度很低或卵泡數偏低（或是兩者皆有）的話，可能就會被診斷為「卵巢儲備功能低下」。

卵巢儲備功能低下的女性，往往與所謂「反應不佳」的病患重疊，後者是指對試管嬰兒療程中的刺激藥物沒有產生預期反應，所以可以取出的成熟卵子很少。

反應不佳、卵巢儲備功能低下、卵巢早衰的女性，通常做試管嬰兒

的成功率甚低，週期經常失敗告吹，因為可以取出的卵子不夠。DHEA的研究特別聚焦於這群病患，因為這類不孕問題極為棘手，而DHEA似乎能直搗問題核心，增加試管嬰兒週期的可用卵子數。

基於目前的研究，如果妳經診斷有卵巢儲備功能低下的問題、超過40歲（有些診所說35歲），或是在試管嬰兒週期中只產生零星卵子，那麼DHEA通常是生育專家唯一的建議。一旦妳落入三者之一，DHEA也許可以大幅增進妳懷孕的機會，原因如下說明。

## DHEA╳卵巢儲備功能低下：胚胎質量變好，懷孕率增

前文提到，紐約的人類生殖研究中心在見識到第一位服用DHEA的病患出色的成果後，開始進行最初的研究，以確認DHEA能否為其他卵巢儲備功能低下者帶來相同的好處——以往這些患者的卵子數永遠不夠，無法成功完成試管嬰兒療程。

於是，25位卵巢儲備功能低下但計畫做試管嬰兒的病患接受了DHEA補充劑。在這次週期告一段落時，研究團隊將每位女性獲得的卵子與胚胎數，拿來與其未服用DHEA的上一次週期比較，結果非常驚人：不僅卵子與胚胎數增加了，卵子品質也有所改善。

在這項初期研究之後，另一項大型研究也分析了卵巢儲備功能低下

的女性服用4個月的DHEA之後做試管嬰兒的結果，並與對照組比較。在此研究中，DHEA有益於卵子與胚胎的功效同樣明顯，因此，懷孕率也高出甚多。特別值得指出的是，經過DHEA治療的女性當中，有28％成功懷孕了，而對照組僅10％。

此後也有諸多研究證實，卵巢儲備功能低下的女性服用了DHEA補充劑後，做試管嬰兒成功懷孕的機率高出甚多。許多隨機、對照組研究，隨機選取準備做試管嬰兒的女性服用DHEA約2到4個月，再觀察她們做試管嬰兒的情形，最後也都顯示出正面的結果。

2015年，獨立機構考科藍組織主持針對DHEA這類研究的評論，得到下列結論：

「我們納入了17份『隨機對照組試驗』，參與者總共1496位。除了2項試驗，其他受試者在試管嬰兒標準療程當中皆屬於『反應不佳』的女性。這些試驗，比較了睪酮或DHEA治療，與安慰劑或未加治療的結果。比較DHEA與安慰劑或未加治療的結果發現，預先以DHEA治療和活產、持續懷孕率的提升有關……證據的整體品質為中等。」

這份評論發表後幾年來，證據有增無減。2016年發表的一項對照組試驗發現，接受DHEA治療再進行試管嬰兒的女性，懷孕率比對照組高得多（前者為33％，後者16％）。另一項2018年的研究也顯示相同結果。

把所有傑出研究的現有數據加總起來，進行徹底的統計分析（此即所謂的「統合分析」），清楚而一貫的答案便浮現了：在反應不佳的女性身上，進行DHEA治療之後再進入試管嬰兒療程，可以大幅提升懷孕的可能性。

## DHEA×試管嬰兒療程：驚喜自然懷孕了！

對希望自然受孕或人工授精受孕的女性來說，DHEA都可望增進成功懷孕的機率。在人工授精的情況中，多倫多生育專家先以DHEA、搭配快樂妊錠（Clomid）治療女性數個月再進行輸精，最後獲得了正面結果。

相較於對照組，經過DHEA治療的女性有較高的卵泡數，懷孕率也有所改善，為29.8％，未經治療者的懷孕率則是8.7％；前者的活產率是21.3％，後者僅有6.5％。

女性在等待做試管嬰兒期間服用DHEA但最後自然懷孕的數量，也令研究者訝異！一群義大利研究者受到女性服用DHEA後自然懷孕的數量激發，決定主持一項特別針對此現象的研究。在發表於2013年的論文中，這群醫師們指出，給39名「反應不佳」的年輕女性服用DHEA約3個月再進行試管嬰兒療程，結果有10位女性在療程開始之前就已經自然受孕了。

在年逾40歲的女性身上，也可以見到同樣的現象，在等待試管嬰兒

療程期間服用DHEA後自然懷孕的女性高達21％，對照組則僅有4％。這項非常驚人的發現還需要進一步確證，但其結果符合幾項其他生育中心的非正式報告。如果正確，這些結果顯示了DHEA可望改善生育力，甚至足以讓卵巢儲備功能低下的女性不做試管嬰兒便懷孕。

## DHEA×流產：減少染色體異常，流產率大降

DHEA也可望減少卵子內的染色體異常，進而協助預防流產，雖然這方面的證據仍待確證。先前已有2間在紐約與多倫多的獨立生育中心，進行試管嬰兒療程研究顯示，服用DHEA的女性流產率低得驚人。在這份研究當中，流產率比全美試管嬰兒懷孕率提出的數據低了50～80％，降低到僅有15％。

低流產率更驚人之處是在，以往卵巢儲備功能低下的女性，已知流產率比其他原因的不孕症女性高得多，但經過DHEA治療後，流產率卻能下降到無該症者的正常標準。

卵巢儲備功能低下的女性流產率很高，一般認為是因為大部分卵子有染色體異常的問題（非整倍體，總數非正常的46條且不成對）。紐約人類生殖研究中心的團隊指出，DHEA能降低流產率，效果好到若不以大幅減少染色體異常來解釋，便找不出原因的程度。換句話說，若非降低染色體出現非整倍體異常，就數據來看，流產率不可能會降低到僅15％。

接著，人類生殖研究中心的團隊繼續深入問題，分析做試管嬰兒的女性數據，並篩檢其胚胎是否有染色體異常。在這群病患當中，研究團隊找出一群卵巢儲備功能低下並接受DHEA治療的女性，與沒有接受DHEA治療的對照組做比較。

由於卵巢儲備功能低下與非整倍體的偏高出現率有關，可以預期卵巢儲備功能低下組的非整倍體出現率，會高出對照組非常多，但結果卻恰恰相反。

在對照組當中有61％的胚胎出現染色體異常，但在經過DHEA治療的卵巢儲備功能低下組當中，胚胎出現染色體異常的情形卻只有38％。這項大有展望的觀察結果，顯示出DHEA確實能夠降低染色體異常的機率，進而降低流產率。

雖然不是每項DHEA研究都看得出流產率降低的效果，但近年研究者觀察到，以DHEA治療試管嬰兒療程反應不佳者的所有對照試驗數據，確實發現女性服用DHEA後，有降低流產率的整體趨勢。

若果真如此，這點的廣泛意義，將影響我們對卵子品質與年齡相關的不孕症的理解。這顯示：**隨著年齡與卵巢儲備功能低下而增加的染色體異常現象，並非不可改變的定局**——在某種程度上，荷爾蒙等外部因素可以改善這個問題。

# DHEA提升睪酮量，促進早期卵泡發育

我們已知，DHEA對卵子發育扮演重要角色，因為DHEA是產生睪酮等荷爾蒙的必要前驅物。

雖然一般人認為睪酮是男性荷爾蒙，但睪酮也存在於女性體內，並於卵巢內執行重要工作，結合卵巢細胞表面的雄激素受體，每月刺激著較早期的卵泡發育。

睪酮低下的時候，可能會造成卵泡數減少、抗穆氏管荷爾蒙下降。而補充DHEA能改善生育力，有一部分是因為提升了睪酮量，為最早階段的卵子發育提供了支援。

這麼說來妳一定想問：「直接補充睪酮不就好了？」

人類生殖研究中心的大衛‧巴瑞德博士（Dr. David Barad）、維塔力‧庫許納博士（Dr. Vitaly Kushnir）和葛萊舍博士回答了這個問題：

「由於各器官中的雄激素濃度不同，DHEA補充劑可以讓包括卵巢在內的每個器官，各自汲取其特定的前驅物量來達到所需的睪酮濃度。我們必需直接給予約15％的病患睪酮，因為高齡女性特別沒辦法將DHEA善加轉化為睪酮。然而，相對於DHEA，這將使睪酮在所有器官中的濃度變得

相同，對有些器官來說濃度太高，對其他器官則不足。因此，直接給予睪酮的做法，可能出現更明顯的副作用。」

DHEA藉由在需要的時間與地點支援睪酮生產，而能提升相當早期的卵泡發育──距離排卵還有2、3個月的卵泡。DHEA可以增加任何時候進入早期階段的卵泡數，或是提升安然度過那個階段的卵泡比例。不論是哪種方式，最後都能獲得更多可用於試管嬰兒療程的卵子。

雖然還未清楚證實，但DHEA或許降低了那些卵子的染色體異常率，進而改善其品質。這項結果目前只有一項研究提出，但報告符合有染色體問題之卵子與卵泡中的DHEA、睪酮濃度偏低有關的早期研究結果。

# DHEA那麼好，為什麼仍有診所不建議？

依據某些估計，在今日，有三分之一的試管嬰兒診所會建議有卵巢儲備功能低下的病患服用DHEA──由於DHEA提升懷孕率的數據具有一貫性。那麼，我們要如何解釋，其他三分之二的診所尚未建議病患服用DHEA的原因？

歸根究底，如果不是因為醫師尚未跟上最新的研究成果，就是他們極為保守，還在等待大型完美臨床試驗提出無可辯駁的證據。

雖然如今已有諸多隨機、安慰劑對照的臨床試驗顯示服用DHEA顯然有好處，但許多這類研究並非「雙盲」研究，意思是病患都知道自己是隨機選入DHEA組或對照組。理論上，這意味我們不能排除迄今許多研究中的安慰劑效果。但安慰劑的效果真的解釋得了從16～33％的增加幅度嗎？雖說正面的念力確實很強，但威力也沒有那麼驚人啊！

歷史告訴我們，當我們高估了安慰劑的效應，受苦的是病患──葉酸的爭議就是一個例子：最初有研究顯示，葉酸可以預防天生缺陷，但報告也受到抨擊，導致了長久以來的激烈爭議。

從最早發現葉酸的好處以來，30年後我們才知道，早期對葉酸能預防天生缺陷的疑慮而忽略不用，可能已經造成許多遺憾悲劇。也就是說，如果這些後果是來自醫囑，那麼，如果醫界能時時跟上研究成果的話，便可以避免很多憾事。

如果DHEA的好處就像今日的研究所顯示那樣，那麼質疑這種補充劑的價值，可能會剝奪某些女性以自己的卵子懷孕的機會，或是造成她們必須重複一段又一段試管嬰兒療程的經濟與情感壓力，然而成功率卻非常低。**進行試管嬰兒療程的女性值得擁有一切可以增加其成功率的工具。**

說回紐約率先運用DHEA的人類生殖研究中心，自2007年起，便例行建議所有卵巢儲備功能低下的女性服用DHEA。這意味通常會建議抗穆氏

管偏低或濾泡刺激激素（FSH）P072 偏高的女性，或是年逾40的女性，在準備做試管嬰兒期間服用DHEA。

當DHEA將睪酮濃度提升到理想範圍，診所便會監控著睪酮濃度，同時開始進行試管嬰兒療程。許多其他診所也會例行建議卵巢儲備功能低下的女性先服用DHEA，再進行試管嬰兒療程。

# 檢驗DHEA-S、睪酮濃度，確保符合懷孕所需

為判定DHEA能否就妳的特殊情況提供協助，檢驗目前的濃度很有效、也很需要。DHEA本身在任何時候血液中的濃度變動很大，所以醫師會檢驗DHEA-S的濃度，即「DHEA的硫鹽化版本」，因為DHEA-S會反映其貯存形式，同時變化不會太大。

同時，檢驗睪酮濃度也很有用，因為如果DHEA-S濃度中等但睪酮濃度偏低，醫師仍可能請妳補充DHEA，以支援睪酮的分泌。

至於應該在DHEA-S、睪酮達到何種濃度時服用補充劑？目前尚不完全明朗。在缺乏硬數據的指引下，診所一般希望看到兩者在年輕女性身上達到正常範圍的頂端。不過，也有診所希望看到更高濃度的DHEA-S，例如350微克／分升（mcg/dL），**請與醫師詳談**。

女性正常的「DHEA-S」濃度和「睪酮」濃度

| 女性正常的「DHEA-S」濃度 | 18到29歲 | 44～332微克／分升（1.19～9.00微莫耳／升） |
|---|---|---|
| | 30到39歲 | 31～228微克／分升（0.84～6.78微莫耳／升） |
| | 40到49歲 | 18～244微克／分升（0.49～6.61微莫耳／升） |
| 女性正常的「睪酮」濃度 | 睪酮（具生物效用） | 0.8～10.0奈克／分升（0.03～0.35奈莫耳／升） |
| | 睪酮（游離） | 0.3～1.9奈克／分升（0.01～0.07奈莫耳／升） |
| | 睪酮（總濃度） | 8～60奈克／分升（0.3～2.1奈莫耳／升） |

# DHEA的安全性與副作用

由於一般認為DHEA會增加睪酮，可能產生與雄性激素有關的副作用，例如油性皮膚、痤瘡、落髮、生鬍等；DHEA也可能導致經期變長。也有些研究者表示，使用DHEA可能會導致胰島素敏感性受損、葡萄糖耐量受損、肝臟問題、躁鬱症發作和其他罕見的副作用。不過，在為促進生育力而檢驗DHEA的研究中，並未發現這些副作用。

依據人類生殖研究中心團隊的報告，在1000多名補充DHEA的病患當

中，他們並未看見具有臨床重要性的單項併發症；患者在服用DHEA後最常發現的副作用是能量提升。以色列的一項隨機臨床研究，同樣未發現重大副作用，非針對生育力的其他研究也顯示長期服用DHEA是安全的。

## 糖尿病、躁鬱症、特殊癌症，不宜服用DHEA

然而，DHEA會與藥物相互作用，例如與糖尿病藥物交互作用而增加胰島素敏感性；DHEA也不適合有某些病理狀況的人，例如躁鬱症，或是曾罹患荷爾蒙敏感型癌症的人。

特別值得注意的是，連續幾個月服用足量的補充劑之後達到高濃度DHEA-S，可能會影響孕酮的實驗室試驗精確度，造成孕酮濃度顯得比實際高的判斷影響。

## DHEA×子宮內膜異位症：可短期服用逆轉卵巢功能

迄今仍很少有研究分析DHEA對子宮內膜異位症患者的影響。因此，我們無法完全排除，理論上長期使用會促進各種不同荷爾蒙生產，反而使症狀惡化的可能性。

儘管如此，有些試管嬰兒診所已開始建議病患短期使用DHEA，以逆轉子宮內膜異位症對卵巢儲備功能的影響，結果顯然也相當良好。

在一項近期的病例報告當中，醫師描述一位有子宮內膜異位症、卵巢儲備功能低下問題的24歲患者，她的抗穆氏管荷爾蒙低下（0.64奈克／毫升）、卵泡數少（3、4個寶卵泡 **P072** ）。經過3個月的DHEA、葉酸、維生素D治療，抗穆氏管荷爾蒙提升至1.2奈克／毫升。之後她再度進行試管嬰兒療程，取出了16顆卵子，其中多數皆成功受精，最後她成功地第一次植入胚胎便懷孕了。

另一份報告顯示出相同的結果。這是一位29歲的子宮內膜異位症患者，曾歷經4次失敗的試管嬰兒週期，每次都只能取得2、3顆卵子。她的抗穆氏管荷爾蒙是0.6奈克／毫升，卵泡數是3到6個，睪酮濃度也相當低。經過6個月的輔酶Q10與DHEA治療，她的睪酮提升到正常範圍的中間值，此時則開始第五度做試管嬰兒。這次結果大不相同，取得了8顆卵子，其中6顆成功受精，形成5個胚胎。她在第一次植入胚胎就懷孕，最後生下1名健康女嬰。

## DHEA╳多囊性卵巢症候群：通常不建議，但有例外

以往，醫師通常不建議多囊性卵巢症候群患者服用DHEA，因為睪酮濃度高正是多囊性卵巢症候群最常見的症狀之一。

但依據2017年人類生殖研究中心的一項報告，多位先前未知的多囊性卵巢症候群次團體病患，反而從DHEA受惠。這些病患的特色是，不尋

常地結合了高濃度的抗穆氏管荷爾蒙、低濃度的DHEA-S與睪酮，被認為可能是腎上腺出現自體免疫問題。葛萊舍醫師指出，DHEA可以改善這些病患的試管嬰兒成效。

# 吃DHEA選擇「微粒化」，定期檢驗決定劑量

在美國，隨時隨地都買得到DHEA的維生素補充劑。10年前的一項研究發現，這些補充劑的純度與效價不一，各品牌的實際含量，是其標示劑量的0～150％。然而，這種情況近年已有所改善。更近期的各品牌分析發現，所有品牌的含量大致與其標示相符。

選擇品牌時，找標明含有「微粒化」DHEA的品牌很有幫助（但並非一定條件）。微粒化意味著DHEA的配方是可以促進吸收的微粒，我個人建議的品牌包括：Fertinatal、美優純、Douglas Laboratories。

生育診所最推薦、臨床研究也最常使用的DHEA劑量是：每日3次，各25毫克（日總量為75毫克）。由於各研究幾乎固定使用這個劑量，很少有研究是關於其實需要多少劑量來達到正面效果，也許劑量只需要更少也說不定。據聞，不少女性每日服用75毫克DHEA補充劑連續數月後，檢查發現體內含量過高。因此，**持續檢驗是有益的**，以確保妳用來維持最佳DHEA-S、睪酮濃度的劑量正確，而不是其實超過妳的需要。

如果妳對是否要服用DHEA舉棋不定，可選擇從低劑量開始服用，例如每日1次25毫克。對許多女性來說，這個劑量已經足以將睪酮濃度在幾個月內提升到理想範圍。

針對DHEA研究顯示，一般等補充劑發揮正面功效需要幾個月。對許多女性來說，如果妳已經安排幾週後就要做試管嬰兒，這時要不要開始服用DHEA就成為一個問題。這個問題很難抉擇，應該和醫師諮詢，同時也要謹記，當妳實際開始服用DHEA，萬一幾週後的試管嬰兒療程失敗了（不是當次排卵週期馬上見效），那至少下一次成功懷孕的機率會增加，因為到時妳已經依建議服用了2、3個月的DHEA。

如果妳想透過試管嬰兒療程懷孕，可以在取卵的前1天或得知驗孕結果呈陽性時停止服用DHEA。畢竟一旦達到取卵的目標，DHEA補充劑就已功德圓滿，在這次週期的任務結束，但有些醫師會建議病患持續服用到驗孕結果呈陽性為止，因為說不定後來還要多做幾次療程。如果妳想自然懷孕或做人工授精懷孕，一旦懷孕就可以停止服用DHEA。

# 不宜只看單品作用，請與醫師討論

DHEA是我們在應對年齡相關的不孕症或卵巢儲備功能低下最有力的工具之一。多項隨機、安慰劑對照研究顯示，DHEA可以大幅提升卵巢儲

備功能低下者懷孕的機會。DHEA不僅能增加可以取出的卵子數，也能增進卵子品質，進而降低流產風險。

　　如果妳經診斷有卵巢儲備功能低下、年齡相關的不孕症、自體免疫等問題，或是曾早期流產，檢驗妳的DHEA-S、睪酮濃度是有幫助的。如果濃度落在正常範圍的底下，請與醫師討論要不要補充DHEA來增加妳的懷孕機會。

Chapter

# 10

# 其實這些補充劑
# 對卵子和生育力有害

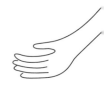

如果妳相信Google多過妳的醫生，
那也許妳該換醫生了。

——傑德勒（Jadelr）
克里絲汀娜·科爾多瓦（Cristina Cordova）

　　由於目前醫界尚無法以全面的資訊讓女性了解要服用哪些補充劑來改善卵子品質，大部分女性自然會轉向方便但不那麼可靠的資訊來源（例如網路），這往往導致她們服用沒有任何科學證明的補充劑。

　　本書前文介紹，眾多臨床與實驗室研究顯示某些補充劑可以改善生

育力。不過，各位也必須留意，坊間還有許多補充劑吃了不是無效或不安全，就是反而會對卵子品質與生育力造成損害。

## 碧容健 非人體內自然存在，亦無科學實證

碧容健（Pycnogenol）是具有抗氧化特性的專利松樹皮萃取物。這種抗氧化能力使許多人將碧容健納入她們增進卵子品質的補充劑清單——雖然其功效還沒有獲得任何優質臨床試驗證明。由於碧容健混合了多種化合物，是人體不會自然產生的，所以小心看待其安全性是合理的。

在撰寫本書的此時，還沒有任何優質臨床研究顯示碧容健可以改善卵子品質，連其是否安全、有無副作用都無法證實。製造碧容健的廠商官網號稱「公司研究這種補充劑已有40年」，它找出不計其數關於使用碧容健的研究，包括男性不孕症，但其中**沒有一項是針對卵子品質或女性不孕症的研究**。

由於缺乏證據，在有輔酶Q10、維生素E、硫辛酸等其他更好的抗氧化補充劑可以改善卵子品質的情形之下，沒有理由要冒險服用碧容健。這些抗氧化劑自然存在於卵泡當中，也已經有很多大型雙盲、安慰劑對照臨床試驗，對其補充劑形式的安全性與副作用也提出了廣泛研究，顯然更值得我們去選擇。

## 蜂王乳 恐干擾荷爾蒙、引起致命過敏

蜂王乳是工蜂分泌給女王蜂食用的物質，被認為含有讓女王蜂極為多產並延年益壽的荷爾蒙。基於這種天然角色，將蜂王乳當成促進生育的另類用藥建議，可說是由來已久。不過，正如同碧容健，蜂王乳其實混合了並不自然存在人體內的各種化合物。

在寫作本書此時，還沒有任何優質臨床研究支持以蜂王乳改善卵子品質；倒是有研究發現，**偶爾蜂王乳會造成危及生命的過敏反應**。

發生這些過敏反應，可能是因為蜂王乳含有可以在蜂毒中發現的某些相同的過敏原。此外，由於蜂王乳含有各種如荷爾蒙般作用的化學物質，所以可能會產生不可預測的效果，干擾荷爾蒙的正常平衡。由於尚不**確定蜂王乳的功效與副作用**，所以不推薦給想自然提升生育力的人當成補充劑服用。

## 精胺酸 增加一氧化氮，使卵泡激素亂序

精胺酸是許多女性想在做試管嬰兒前，改善卵子品質所服用的另一種補充劑。不同於碧容健、蜂王乳，精胺酸自然存在於卵泡液中，但那並不表示額外服用補充劑就一定有益卵子品質。

「使用精胺酸可以改善卵子品質」背後的理論是，精胺酸可以增加一氧化氮的生產，這有助於擴張血管，因此預期可以增加通往卵巢與子宮的血流，隨之帶來有助於卵泡生長的荷爾蒙與養分。

在一項分析精胺酸改善試管嬰兒成效的早期研究中，這種補充劑確實發揮了增進血流的預期效用。研究者讓被試管嬰兒中心診斷為「反應不佳」的女性服用精胺酸補充劑；所謂的「反應不佳」，常是由於卵子數和品質下降所致，而年齡往往是其根源。

在服用精胺酸的女性中，療程失敗中斷的變少了，可以取出的卵子和植入胚胎數則增加。精胺酸組中有3位懷孕，無精胺酸組則無人懷孕；然而，3位懷孕女性都出現早期流產——這清楚顯示她們的卵子與胚胎品質出現某種問題。儘管如此，研究者卻還是總結道，精胺酸補充劑或許可以改善反應不佳者的懷孕率，因為她們的血流功能往往有損。

## 可能會降低卵子與胚胎品質

雖然這項研究看似捎來了好消息，但幾年之後，同樣一群醫師中的幾位所做的研究卻透露：**精胺酸補充劑其實反而會降低卵子與胚胎品質。**

不同於第一項研究的地方在於，這份後續研究的對象是輸卵管相關不孕症患者，而非試管嬰兒療程反應不佳者。研究者以為精胺酸能展現之

前在反應不佳者身上看到的功效，改善她們在試管嬰兒療程期間的血流，但是結果卻大出他們意料。

研究的結果是：服用精胺酸而非安慰劑的女性，最後所獲得的優質胚胎不增反減，連懷孕率也變低了──每個週期的懷孕率減少將近一半（16.6％，安慰組是31.6％），每次胚胎植入的成功率也折半（18.7％，安慰組是37.5％）。除此之外，從外觀判定，胚胎品質也受到了精胺酸的負面影響。

這份研究顯示，精胺酸補充劑會大幅降低卵子與胚胎品質。研究者認為，起因正是本來以為是精胺酸好處的那種血管通透性：通透性的提升非但沒有改善卵泡成長的條件，反而讓荷爾蒙太容易進入卵泡，太早參與卵子發育過程，導致卵泡發育迅速、密集但不連貫。

說到試管嬰兒療程，有一個重要目標是讓卵泡同時穩定地成熟，這樣到取卵那一天，卵子才能個個處於正確的成熟階段，隨時可以受精。精胺酸的問題也許在於其造成了某些卵泡太快成熟，以至於過程亂了套。

研究顯示，補充精胺酸之後提升的一氧化氮，可能會降低細胞能量（ATP），同時增加氧化分子量，兩者都可能損害卵子與胚胎。負責這項研究的醫師因而下了結論：精胺酸補充劑對胚胎品質有害，因此不利於成功受孕的機率。

前一項研究針對的是反應不佳的病患，上述結果在那項研究中不明顯，可能是因為反應不佳者體內的一氧化氮濃度本來就低於正常值，所以精胺酸有助於使其一氧化氮濃度恢復正常。不過，一旦讓一氧化氮濃度正常的人服用精胺酸補充劑，害處就大了。儘管前一項針對反應不佳病患所做的研究，顯示精胺酸可以增加卵子數，但那些卵子可能都品質不良，因為受試者懷孕後，卻是以早期流產收場。

近年另一個團隊所做的獨立研究，已經確立精胺酸與卵子及胚胎品質不良的關聯。在這項研究中，研究者並未給予受試女性精胺酸，而是以100位進行試管嬰兒療程的女性為對象，測量自然存在於其卵泡液中的精胺酸量。

這項研究顯示，卵泡中的精胺酸過量與能取出及植入的卵子與胚胎偏少有關。受試女性的不孕問題五花八門，有時原因出在男性的不孕症，有時是輸卵管受損或堵塞、子宮內膜異位症，當然也有原因不明者。這項研究的清楚含意是，精胺酸濃度高對卵子與胚胎發育有負面影響。另一項研究也發現，一氧化氮濃度高與著床失敗、胚胎碎片化（碎片愈多的胚胎，生長的潛力愈差）有關。

## 可考慮補充精胺酸的情況

謹記這項研究的結果就會發現，唯一需要考慮補充精胺酸的時候，

是妳經診斷是反應不佳者，並且做過多次試管嬰兒都因為成熟卵子數量不足而失敗的情況——即使如此，可以證明精胺酸能增加卵子數量的證據仍然非常有限，卵子品質還可能不增反減。做試管嬰兒反應不佳者除外，證據顯示精胺酸會降低卵子與胚胎數量與品質，因此不建議做為取卵前的補充劑。

取卵後準備植入胚胎時，服用精胺酸反而可能有益，因為此時我們已經不需要操心精胺酸在卵子成熟過程中會不會造成潛在的有害效應，而可以利用精胺酸刺激更多血液流向子宮的能力，協助子宮內膜發育，使其更容易接受胚胎——這也是下一章的主題。

# 亂服未經證明的補充劑，小心生育問題惡化

許多女性服用碧容健、蜂王乳或精胺酸等補充劑，是為了改善卵子品質或增加卵子數，但證明這些補充劑安全或有效的證據很少，而這些未經證明的補充劑可能反而會使卵子品質不良的問題惡化，精胺酸就是特別要注意的一種。

Chapter

# 11

# 準備胚胎移植，慎選
# 子宮內膜補充劑

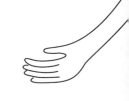

等待讓我焦躁不安。
一旦我準備好了，
就是一切就緒。

——瑞芭·麥肯泰爾（Reba McEntire）

如果妳想藉由試管嬰兒懷孕，取卵之後能做哪些事增加胚胎著床的
勝算？本章將說明哪些補充劑有助於改善妳的子宮內膜，以及在植入胚胎
的事前準備階段特別舉出針灸有哪些潛在價值。

以往取卵後會在同一週植入新鮮胚胎，不過，近年興起一股不同的

趨勢，許多診所會先將胚胎冷凍起來，等1個月後再進行第一次移植。這種方法的根據是有研究發現，取卵後子宮內膜的容受性可能會一度變低，新鮮胚胎的著床率可能會較冷凍胚胎低下甚多（刺激藥物的負面效應可能是其中的原因）。冷凍所有胚胎後，就可以等子宮內膜準備好胚胎著床後，再進行移植。

今日已經有諸多研究證實，冷凍胚胎移植的懷孕率和活產率較高。2017年的一項研究，分析美國數間頂尖診所（包括RMA、Shady Grove）中近3000次的試管嬰兒週期後，得出以下這個結論：全冷凍療程的懷孕率是52％，新鮮胚胎移植的懷孕率則是45％。相較於新鮮胚胎移植，冷凍胚胎移植的好處對35歲以上的女性更明顯。

當然，在某些病例當中，可能會出現以新鮮胚胎移植較好的特殊狀況。如果妳的胚胎很少且似乎發育得不好，診所也許會擔心胚胎撐不過冷凍技術，因而決定以植入新鮮胚胎來爭取妳的最佳機會。

如果妳的診所建議冷凍所有胚胎，讓妳在植入前多休養數日喘一口氣，妳要如何善用這段時期呢？在植入胚胎前的1個月，本書討論過的哪種補充劑值得繼續服用？妳還能做哪些事來改善子宮內膜？

首先，**妳應該繼續服用妳的產前綜合維生素與維生素D**。從懷孕最初就讓這些維生素的濃度充足，對寶寶的健康很重要；維生素D對降低流產

和早產的風險尤其重要。如果妳有多囊性卵巢症候群，醫師可能也會建議妳繼續服用肌醇，以降低出現妊娠糖尿病的風險。

在那些基本的補充劑之外，還有其他幾種補充劑可能特別有助妳準備胚胎移植，以下將繼續討論。

## 準備移植期間的2個核心目標

假使妳和伴侶希望胚胎移植成功，有2個最重要的因素需要正視：胚胎品質與子宮內膜厚度。先前聚焦於卵子與精子品質（第十四章）幾個月，就已經在為改善胚胎品質盡一切努力。接下來，在準備移植胚胎時期，就要專心改善子宮內膜的厚度了。

許多研究發現，子宮內膜比正常薄的話，胚胎成功著床的機率會低很多。在一項2016年的冷凍胚胎移植研究中，子宮內膜厚達9公釐或以上的女性，活產率是32％以上；子宮內膜厚度在8公釐或以下的女性，活產率則僅有24％。一項2018年發表的研究發現，子宮內膜厚度低於7公釐，更會帶來最負面的效果。

子宮內膜太薄的問題，尤其常見於希望藉由藥物人工授精懷孕的女性，因為人工授精所使用的可洛米分（clomiphene citrate，排卵藥）、來

曲唑（letrozole，芳香酶抑製劑，誘導排卵）等藥物，比做試管嬰兒使用的藥物更會讓子宮內膜變薄。

不過，這些藥物在人工授精的場合中運用會造成何種後果，目前還有爭議；因為近期一項研究以做藥物人工授精的女性為對象，結果發現子宮內膜厚度與懷孕率之間並沒有關聯。儘管如此，許多針對試管嬰兒的研究發現，子宮內膜厚度確實重要，所以盡力因應這項因素，可能還是值得一試的。

此外，**子宮內膜太薄的女性，似乎也比較容易子宮外孕**。一項研究發現子宮內膜在8公釐以下的女性，出現子宮外孕的機率是5％；子宮內膜達15公釐的女性則僅有2％。這樣說來，就更有理由考慮服用能協助子宮內膜發育健全的補充劑。

# 協助子宮內膜健全發育的補充劑

相較於卵子品質的研究，要服用哪些補充劑改善子宮內膜以因應胚胎移植的相關研究仍不多。然而，還是有一些證據顯示，**補充足量維生素E、精胺酸是有益的**。

2019年，一項隨機、安慰劑對照研究分析反覆著床失敗的女性，發

現補充維生素E能大幅增進子宮內膜厚度。更早一項以60位子宮內膜偏薄的病患為對象的研究，也發現補充維生素E或精胺酸，可以促使約半數的病患增厚子宮內膜。

那項研究使用的劑量是，每日600毫克的維生素E或每日6克的精胺酸。雖然受試者僅能從維生素E或精胺酸二擇一，以比較兩者功效，但結合兩者服用甚至更有效，因為2種補充劑的功能略有不同——**維生素E似乎特別有效，因為它能增加子宮內膜中的細胞數，促進新血管發育；精胺酸的作用則是擴張血管，進而改善子宮血流。**

除了維生素E與精胺酸，其他補充劑的研究證據非常少。

**輔酶Q10有增進子宮內膜厚度的可能性，不過這點尚待證實。**一項研究發現，子宮內膜厚度的增加與女性服用輔酶Q10有關，但這些女性患有多囊性卵巢症候群，所以也接受可洛米分排卵藥治療，因此輔酶Q10在其他女性身上是否也有相同功效，就不得而知了。

前文說過，輔酶Q10可以加強粒線體的功能，理論上，一般時候應該可以為子宮內膜發育提供支持。從1960年代我們就知道，子宮內膜的某些細胞會在月經週期的某些階段突然發育成所謂的「巨型粒線體」，這顯示子宮內膜中的細胞需要更多的能量，而額外補充輔酶Q10也許就有助於提供支援。

此外，輔酶Q10在恢復維生素E的活性形式上，也扮演重要角色，這也許是其能進一步協助子宮內膜做好準備的另一種方式。然而歸根結底，能證實輔酶Q10有利子宮內膜準備移植胚胎的研究仍很少，所以**取卵後，選擇輔酶Q10作為補充劑的優先性較低**。

# 進一步加強子宮內膜

為加強子宮內膜，在服用維生素E、精胺酸（也許再加上輔酶Q10）之外，一般醫師還常建議妳採取幾項行動，來支援妳的子宮內膜。

## 可能使用的處方藥

醫師通常會額外開雌激素給妳，雌激素經證實能有效促進子宮內膜厚度。阿斯匹靈也可能有助於加強子宮內膜的容受性，至於子宮內膜顯著偏薄的人，醫師可以開威而鋼栓劑，目前已有幾份研究支持這種相對較新的療法，認為威而鋼能促進血流，有助於子宮內膜發育。

## 搔刮術的運用

為進一步增加妳的勝算，醫師可能會決定進行所謂「搔刮術」的小手術，目的是引發著床所需要的健康發炎狀況。

## 針灸能降低壓力荷爾蒙，減輕孕期焦慮

有些醫師也建議以針灸為植入胚胎鋪路。以針灸治療不孕症的做法由來已久，但是研究者尚不確定針灸是否真的能夠促進試管嬰兒的成功率。早些年德國沃夫岡・包路斯博士（Dr. Wolfgang Paulus）主持的一項轟動研究發表後，許多試管嬰兒中心從2000年代早期便開始建議或提供針灸治療。

包路斯博士指出，在移植胚胎前後25分鐘接受針灸的女性，成功著床率高達43％，沒有接受針灸的女性則為26％。自此之後，許多其他團隊也試著想獲得好消息，但結果往往令人喪氣。

如今，20年過去了，綜合所有研究來看，只在胚胎移植前後做1、2次針灸治療，對懷孕率的影響似乎聊勝於無。但就算只做這項治療，還是有其他功效，許多醫師建議試管嬰兒中心的病患針灸，不為了別的，只因為針灸能減少病患的壓力與焦慮。壓力是否真如有些人所以為的會影響生育力，我們尚不清楚，但舒緩壓力本身仍是值得一試的目標。

很明顯的是，如果目標是紓解壓力，那針灸確實有用。研究已持續發現，針灸能降低女性做試管嬰兒時的壓力荷爾蒙皮質醇的濃度。

2009年，波士頓試管嬰兒生育診所的身心健康中心主任、主張以自

然方法促進生育力的知名專家愛麗絲‧多馬爾博士（Dr. Alice Domar），也以包路斯博士的同一套針灸療程進行研究。研究隨機選取病患在移植胚胎前後25分鐘靜靜躺著或接受針灸，結果發現，針灸對懷孕率沒有改變，但多馬爾博士也得出這項結論：「接受針灸的病患回報，植入胚胎後，她們的焦慮大為減少，而且對療程的結果變得更加樂觀。」

這種舒緩壓力的好處，可能只出現在能當場在試管嬰兒診所針灸的女性身上。一項研究發現，如果植入胚胎當天，女性必須從試管嬰兒診所特地到另一個新地方進行第一次針灸，那針灸的功效似乎就消失了。

除了在植入胚胎當天才進行一次性的針灸，在試管嬰兒週期本身和冷凍胚胎移植前的1個月，每週定期地接受幾次針灸治療，功效也許會大得多。

雖然這方面的證據離我們下結論還很早，但是已經有若干初期研究顯示，進行一連串的針灸治療或許能改善試管嬰兒週期的成功率。在一項成功試驗中，研究者讓病患在取卵前的4週，每週針灸2次，在胚胎移植的前1天和不久後又另外進行針灸。結果針灸組的懷孕率（53％）遠遠超出對照組（41％）。

如果針灸確實能促進試管嬰兒的成功率，可能的解釋有幾個。其中一個是，針灸可以促使更多血液流向卵巢與子宮，有助於卵泡生長及子宮

內膜發育。也有人指出，針灸能促進生育力，是因為能促使人體釋放有益的內啡肽，降低壓力荷爾蒙。

無論針灸確切是以哪種方式為求子的女性帶來好處，那些好處似乎確實需要進行一連串的定期針灸治療，僅在植入胚胎前後進行1、2次是無效的。

總而言之，如果預算允許，而且能讓身心放鬆，針灸是可以嘗試的方法。然而，如果妳發現針灸所需的時間和金錢，都是額外負擔和另一項壓力來源，那這方法就不適合妳。在試管嬰兒療程中，還有其他各種方法可以幫妳減輕壓力，例如瑜伽、醫師處方，更多良好的線上資訊，請見：www.itstartswiththeegg.com/resources。

Chapter

# 12

# 全面補充劑範例，
# 起訖劑量很重要

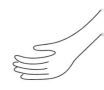

放下過去犯的錯誤，
放下失敗，
放下一切，
只要專注於妳當前的目標，
起而力行。

———威廉·杜蘭特（William Durant）

　　綜觀各種生育情況的可能補充劑，在妳擬列計畫之前，本書需先舉出一些大原則，說明何時開始、何時停止服用補充劑。（實際細節，請務必先與妳的醫師討論完整的補充劑計畫。）

# 何時開始服用補充劑？

● 如果妳想自然受孕，請盡早開始服用相關補充劑。

● 如果妳想透過人工授精或試管嬰兒療程受孕，至少在取卵或輸精前2到3個月開始服用輔酶Q10、硫辛酸、乙醯半胱胺酸、維生素E、DHEA，對妳最有益。至於褪黑激素，研究顯示在取卵前1個月或2週前開始服用最有效。

● 如果妳安排的試管嬰兒週期還不到2個月就快到了，此時開始服用補充劑可能還是有益。有些研究發現短期服用補充劑仍有益處；別的不說，如果這次的週期不成功，補充劑可以幫助妳準備下個週期。

● 精胺酸可以在取卵後開始服用，為胚胎移植做好準備。

● 如果妳曾反覆流產，請考慮在再次懷孕的3個月前服用補充劑。

# 何時停止服用補充劑？

● 不同試管嬰兒診所建議病患停止服用輔酶Q10的時間點，如果不是取卵前1天，就是胚胎移植前，或是得知驗孕結果呈陽性的時候。合理的折衷做法是，在植入胚胎前1天停止服用，這麼做的附加好處是可望促進子宮內膜發育。懷孕初期服用輔酶Q10，也有助於避免抗磷脂質症候群造成的流產，雖然這項關聯目前還屬於推測，而懷孕期間使用輔酶Q10的安全性，目前數據也仍不足。

- 促進卵子品質的其他補充劑，大多可以在取卵前1天停止服用，因為到那時妳已經不需要了。這些補充劑包括：褪黑激素、硫辛酸、維生素C、乙醯半胱胺酸、肌醇、DHEA。

- 如果妳有卵巢儲備功能低下的問題，醫師可能會建議妳持續服用輔酶Q10、DHEA，直到驗孕結果呈陽性為止，因為緊接著妳可能還要進行多次試管嬰兒療程。

- 維生素E可以持續服用到胚胎移植那天為止，因為維生素E有助於增強子宮內膜。

- 產前綜合維生素與維生素D在整段孕期中都可持續服用，等結束哺乳時再停止。懷孕期間偶爾檢驗妳的維生素D濃度是明智的做法，可以確保妳服用的劑量符合所需。

- 如果妳想自然受孕或透過人工授精懷孕，獲得正面的驗孕成果時就可以停止服用補充劑（產前綜合維生素與維生素D除外）。

- 如果患有多囊性卵巢症候群，醫師可能會建議妳懷孕期間持續服用肌醇，以預防妊娠糖尿病。

在開始服用任何新補充劑之前，請與醫師討論。推薦品牌請見：www.itstartswiththeegg.com/supplements。

至於是否要在懷孕期間補充其他補充劑，以支援寶寶發育的特定需求建議，請見我另一本談懷孕的書籍：《從出生開始的腦部健康書：呵護孕期中與寶寶週歲前的腦部發育》。

# 完整補充劑計畫範例

基本補充劑計畫 **盡早開始，更快懷孕**

　　如果妳才剛剛開始考慮懷孕，而且暫時沒有理由去懷疑身體會遭遇任何難題，那麼，下列方法也許可以幫助妳更快懷孕，同時也降低流產的風險：

● 盡早開始每日服用產前綜合維生素，理想中至少包含800微克的甲基葉酸或天然膳食葉酸。

● 請考慮每日補充輔酶Q10，以加強發育中卵子內的能量生產，也有助於是預防染色體出錯。輔酶Q10最有效的形式是泛醇或Bio-Quinone，基本劑量是200毫克，最好在早上隨餐服用。

● 檢驗妳的維生素D濃度，如果檢驗的結果低於最佳目標濃度（40奈克／毫升或100奈莫耳／升），請考慮每日補充4000～5000國際單位的維生素$D_3$。如果妳的維生素D濃度嚴重不足，頭2週可以每日補充10000國際單位的維生素$D_3$。

## 中期補充劑計畫 不易懷孕──著重抗氧化劑

　　如果妳不易懷孕，但尚未接受任何人工授精或試管嬰兒療程，妳可以採取折衷做法，服用一些基本補充劑，並特別著重抗氧化劑。研究顯示，女性如果有原因不明的不孕問題，她們卵泡內的抗氧化防禦機制往往比較弱，服用抗氧化補充劑可以協助她們更快懷孕。

　　如果妳決定進行試管嬰兒療程，可以直接跳到本章下文討論的「進階計畫」 P228 。

● 請考慮每日服用下列補充劑：

　　．產前綜合維生素：至少包含800微克的甲基葉酸或天然膳食葉酸。

　　．泛醇：每日400毫克，早、午餐各1劑200毫克。

　　．維生素C和維生素E：每日各額外補充500毫克、200國際單位。

　　．硫辛酸或乙醯半胱胺酸：這兩項也可考慮添加，達到更有力的抗氧化功效。

● 請醫師檢查妳是否維生素D不足、是否有乳糜瀉、甲狀腺功能低下的問題。這三種狀況往往會造成原因不明的不孕問題，而且生育專家很常忽略，而這三種狀況其實是相對好應付的問題。

● 如果妳的維生素D低於最佳的目標濃度（40奈克／毫升或100奈莫耳／升），請考慮每日補充4000～5000國際單位的維生素$D_3$。若妳的維生素D濃度嚴重不足，頭2週可以每日補充10000國際單位的維生素$D_3$。

**多囊性卵巢症候群、排卵不規律**

　　多囊性卵巢症候群是不孕症目前最為常見的原因之一，相關的症狀包括有：體重增加、痤瘡、生鬍子、經期不規律，或是經期超過35天……等等。多囊性卵巢症候群可能會干擾正常排卵並降低卵子品質，進而造成不孕。

　　要改善卵子品質，恢復荷爾蒙的平衡，建議補充劑計畫如下：

● 請考慮每日服用下列補充劑，持續2、3個月後再嘗試懷孕：

　　・**產前綜合維生素**：包含800微克的甲基葉酸或天然膳食葉酸。

　　・**肌醇**：每日4克，分早、晚各1劑服用。

　　・**泛醇**：每日400毫克，早、午餐各1劑200毫克。

　　・**R型硫辛酸**：200毫克，在用餐至少30分鐘前服用。

　　・**乙醯半胱胺酸**：600毫克，服用時間不拘。

　　・**左旋肉鹼**：每日3克，服用時間不拘。

　　・**褪黑激素**：3毫克，睡前服用（即使不做試管嬰兒，褪黑激素對多囊性卵巢症候群患者似乎也有效）。

● 檢查妳的維生素D濃度，如果檢驗的結果低於最佳目標濃度（40奈克／毫升或100奈莫耳／升），請考慮每日補充4000～5000國際單位的維生素$D_3$。如果妳的維生素D濃度嚴重不足，頭2週可以每日補充10000國際單位的維生素$D_3$。

子宮內膜異位症——著重減輕發炎

　　子宮內膜異位症對生育力有各方面的影響，但其中兩大部分是發炎及造成發育中卵子的氧化傷害。研究指出，正確服用補充劑多少能抵銷這些問題。

● 請考慮每日服用下列補充劑：

　· 產前綜合維生素：至少包含800微克的天然膳食葉酸或甲基葉酸。

　· 輔酶Q10（泛醇或Bio-Quinone）：每日400毫克，早、午餐各1顆200毫克膠囊。不過，有些試管嬰兒診所可能會建議棘手的病例每日服用600毫克。

　· R型硫辛酸：300毫克，在用餐至少30分鐘前服用。

　· 乙醯半胱胺酸：600毫克，服用時間不拘。

　· 維生素C：1000毫克，服用時間不拘。

　· 褪黑激素：如果妳想藉試管嬰兒療程懷孕，取卵前2週到1個月請服用褪黑激素，每日睡前3毫克。

● 若妳先前的試管嬰兒療程，因為可取出的卵子數過少而失敗，又或者妳的抗穆氏管荷爾蒙濃度或卵泡數低，請檢查妳的DHEA-S、睪酮濃度。若濃度未達年輕女性正常範圍的高階，請與醫師討論是否要服用DHEA補充劑2到3個月，再進行下一輪試管嬰兒週期。至今以子宮內膜異位症患者使用DHEA的情形為主題的研究很少，但是，初期報告顯示DHEA有助於應付子宮內膜異位症對卵巢儲備功能的負面影響。

● 檢查妳的維生素D濃度，如果低於最佳目標濃度（40奈克／毫升或100奈莫耳／升；但有些人相信每日60奈克／毫升的更高目標，可能有助於減少子宮內膜異位症的相關發炎），請考慮每日補充4000～5000國際單位的維生素$D_3$。如果妳的維生素D濃度嚴重不足，頭2週可以每日補充10000國際單位。

## <u>進階補充劑計畫</u> 反覆流產──著重減少染色體異常

　　反覆流產有各種醫學原因，包括凝血與免疫系統失調，但將近一半的早期流產是因為卵子內的染色體異常所致。透過改善妳的卵子品質，妳或許可以降低染色體異常的發生率，進而減少流產風險。

● 請考慮每日服用下列補充劑2、3個月，再嘗試懷孕：

　‧**產前綜合維生素**：至少包含800微克的甲基葉酸。

　‧**輔酶Q10（泛醇或Bio-Quinone）**：每日400毫克，早、午餐各1顆200毫克膠囊。

　‧**R型硫辛酸**：200～300毫克，在用餐至少30分鐘前服用。

　‧**維生素E**：200國際單位，服用時間不拘。

　‧**乙醯半胱胺酸**：600毫克，服用時間不拘。

　‧**肌醇**：若有胰島素阻抗問題，請每日4克並分成早、晚2劑服用。

　‧**褪黑激素**：如果妳想藉由試管嬰兒療程懷孕，請考慮補充褪黑激素，取卵前2週到1個月，每日睡前3毫克。

- 請醫師檢查妳的甲狀腺功能是否低下，這是反覆流產的重要肇因。研究發現，以名為左旋甲狀腺素的甲狀腺激素治療女性的自體免疫性甲狀腺疾病，可以降低50％以上的流產率。

- 請考慮檢查是否患有乳糜瀉，尤其是出現任何症狀，或是有乳糜瀉或自體免疫疾病家族史的人。

- 檢查妳的維生素D濃度，如果低於最佳目標濃度（至少40奈克／毫升或100奈莫耳／升，但有些人相信更高的目標濃度有助減少發炎），請考慮每日補充4000～5000國際單位的維生素$D_3$。如果妳的維生素D濃度嚴重不足，頭2週可以每日補充10000國際單位的維生素$D_3$。

- 請考慮檢查妳的DHEA-S、睪酮濃度，尤其年齡可能是流產原因，或是抗穆氏管荷爾蒙濃度或卵泡數偏低者。補充DHEA可能有助於增加每月健全成熟的卵子數，還能潛在預防造成流產的某些染色體問題。

- 請妳的男伴每日也務必服用含有甲基葉酸的綜合維生素、輔酶Q10（至少200毫克的泛醇或Bio-Quinone），以及本書第十四章將討論的促進精子品質的補充劑 P268 。

### 進階補充劑計畫 藉由人工授精或試管嬰兒療程懷孕

如果妳經醫師診斷，確認有卵巢儲備功能低下或與年齡相關的不孕問題，或是因為其他理由（如子宮內膜異位症）而必須進行試管嬰兒或人工授精的療程，那麼，積極進行改善卵子品質的計畫，將可以為妳帶來最大的益處。

- 請考慮每日服用下列補充劑2、3個月，再進行下一輪試管嬰兒療程：

  · 產前綜合維生素：至少包含800微克的天然膳食葉酸或甲基葉酸。

  · 輔酶Q10（泛醇或Bio-Quinone）：每日400毫克，早、午餐各1顆200毫克膠囊；有些診所可能會建議棘手病例每日服用600毫克。

  · R型硫辛酸：200～300毫克，在用餐至少30分鐘前服用。

  · 乙醯半胱胺酸：600毫克，服用時間不拘。

  · 維生素E：200國際單位，服用時間不拘；可加500毫克維生素C，進一步促進抗氧化防禦機制。

  · 褪黑激素：如果妳想藉由試管嬰兒療程懷孕，請考慮補充褪黑激素，取卵前2週到1個月，每日睡前3毫克。

  · 維生素C：看是否要額外補充每日500毫克維生素C，服用時間不拘。

- 請考慮檢查妳的DHEA-S、睪酮濃度，若濃度沒有落在年輕女性正常範圍的高階，請考慮服用DHEA補充劑2到3個月，再進行下一輪試管嬰兒療程。請尋找微粒化的品牌形式，例如Fertinatal、美優純、Douglas Laboratories。典型劑量是25毫克，每日3次，雖然可能超出妳的需要。

- 檢查甲狀腺功能是否低下──年輕女性卵巢儲備功能低下的常見肇因。

- 檢查妳的維生素D濃度，如果低於最佳目標濃度（40奈克／毫升或100奈莫耳／升），請考慮每日補充4000～5000國際單位的維生素$D_3$。若妳的維生素D濃度嚴重不足，頭2週可每日補充10000國際單位。

- 請妳的男伴每日也務必服用含有甲基葉酸的綜合維生素、輔酶Q10（至少200毫克的泛醇或Bio-Quinone），以及本書第十四章將討論的促進精子品質的補充劑 P268 。

# Part 3
## 準爸媽共同努力全方位提升
# 受孕力

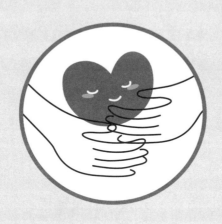

Chapter

# 13

# 質量都提升！促進
# 卵子品質的關鍵飲食

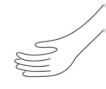

每個人現在的狀態，
都是自己所吃食物的總和。
但其實我們吃的食物，
可以幫助我們獲得超乎自我的表現。
——阿德爾·戴維絲（Adelle Davis）

　　對許多人來說，飲食對生育力的影響十分強而有力，這點並不令人
驚訝。坊間已經有許多這類主題的書籍，但不幸的是，這些排山倒海的營
養建議通常都是從「健康飲食」的「一般概念」出發，而不是基於可靠的
科學研究。

當我們深入分析「飲食如何影響生育力」的實際研究，某些令人訝異的模式才從中浮現。

本章將從妳可以改變飲食最有力的地方談起——減少精緻醣類。這第一步也是促進卵子品質與生育力的關鍵步驟。

## 控制醣類 平衡血糖、胰島素，使荷爾蒙和排卵正常

從飲食促進生育力的關鍵目標之一是——**平衡妳的血糖與胰島素濃度**。我們可以選擇正確的醣類（carbohydrates，碳水化合物，包含澱粉、糖、纖維等等）、全面降低醣類攝取，同時增加飲食中的蛋白質來達到這點。要了解這點為何如此重要，就必須先探討攝取醣類會發生哪些事。

當妳攝取白麵包等精緻醣類之後，消化系統中的酵素會迅速分解澱粉（starches，多醣的一種）。由於澱粉只不過是首尾相連的長鏈葡萄糖分子，所以消化澱粉時會將葡萄糖釋放至血液，引發血糖濃度迅速提升。

麵包的原料多是精緻醣類，是將穀物分裂並粉碎成微小的粒子，做成麵粉；其中澱粉分子容易與消化酵素起反應，所以很快會分解，經消化進到血液引起血糖反應。

相較之下，藜麥等非精緻穀物與種籽分解的時間要長得多，其澱粉還包裹在穀物或種籽裡，所以會消化得比較慢，葡萄糖分子則隨著時間逐漸釋放。這意味攝取非精緻全穀類後的血糖反應慢得多，也穩定得多；血糖濃度不會突然竄高，而是緩慢爬升。

　　**血糖濃度突然竄高的一個問題是，胰臟會因此釋放大量胰島素，讓**肌肉細胞從血流中吸收葡萄糖。這個機制很重要，因為如果所有的額外葡萄糖都留在血液中，將會迅速導致全身性的傷害（請想像身體都浸泡在糖水裡……）。葡萄糖必須安全地貯存在肌肉內或轉化為脂肪；而胰島素指導這項過程的方法，就是叫肌肉與脂肪細胞去吸收葡萄糖。

　　血糖濃度愈高，釋放的胰島素就愈多。隨著時間過去，在高濃度血糖與胰島素的反覆出現下，細胞對胰島素要它吸收葡萄糖的訊息會變得抗拒，這種情況稱做「胰島素阻抗」。血糖維持著高濃度，身體會因此製造出更多的胰島素，如此惡性循環，最後形成災難。

　　所有這些血糖和胰島素，對生育力來說是一大問題，因為這會干擾調節生殖系統之荷爾蒙的平衡。

　　最早顯示這個結果的研究，是丹麥研究團隊發表於1999年的觀察。研究觀察了165位嘗試懷孕的女性，在準備懷孕前3、4個月的一項平均血糖濃度指標，叫做「糖化血色素」（A1C，理想值是7%）。他們發現，

A1C偏高但仍屬正常的女性，在6個月內懷孕的機率，僅是A1C濃度低者的一半，這顯示血糖濃度升高可能有損生育力。

這一點引導我們來討論關於養分如何影響生育力最有價值的資訊來源之一：「護理人員健康研究」。這份傑出研究透露，有幾項飲食因素影響著生育力，其中最強勢的因素來自食物中的醣類。在正式討論「護理人員健康研究」的特定發現之前，我們先來看看這份研究的幅度有多廣。

## 研究18000人顯示：高升糖指數＝高不孕風險

「護理人員健康研究」自1975年啟動，數十年來追蹤數千位護理人員。研究本來的目的是判定生育控制（即節育）的長期影響，但很快就演變為更大型的調查，分析各種生活因素對健康與疾病的影響，由此成為歷來最全面的健康研究之一。

1989年，第二輪的「護理人員健康研究」啟動，藉以回答更詳細的問題，並探索生育力等特定健康議題——著重於這份研究的前半部無法充分分析的議題。第二輪研究共有超過10萬名女性參與，她們每2年就要填寫一份詳細問卷，回答關於飲食、運動及其他諸多生活因素的問題，同時記錄期間她們是否有懷孕或流產。

接著，哈佛公共衛生學院的研究者從這10萬多名女性所組成的團體

中，再選出逾18000位女性，這些女性都試圖懷孕，先前也未回報過任何不孕問題。

研究團隊分析這個次團體8年來的數據，形成營養會如何影響生育力的綜合概觀。

方法是將這些女性分成2組：報告顯示有排卵性不孕問題（因為排卵不規律、或無法排卵而導致的不孕問題）的女性，以及沒有這種問題的女性，比較兩組的飲食模式。

所有分析總結下來之後，「護理人員健康研究」透露以下訊息：雖然飲食中的醣類總量與排卵性不孕症無關，但是，食物中含有哪一種醣類在這當中卻非常重要。

女性如果較常食用吸收快而迅速提升血糖的醣類，出現排卵性不孕症的機率，比食用吸收慢的醣類高了78％。值得一提的是，**與不孕的風險最有關的特定醣類是：冷早餐麥片、白米、馬鈴薯**；而糙米、黑麥麵包則與不孕風險偏低有關。

基於這份研究的目的，研究者將醣類依升糖指數（glycemic index，GI）分成吸收慢和吸收快兩類；升糖指數是測量食用特定份量的醣類之後，血糖濃度在特定時間內提升多少的方法。高升糖指數的醣類通常也高

度精緻化，因此是吸收快的醣類，會太快將血糖提升到過高的濃度；低升糖指數的醣類則通常加工程度低，因此是吸收慢的醣類。

「護理人員健康研究」的發現驚人之處在於：**採用「低升糖指數／吸收慢」醣類飲食的女性，出現排卵性不孕症的機率低很多。**

高胰島素濃度干擾了卵巢內荷爾蒙的細微平衡，因而損及排卵，可能是一項原因。總結來說，**即使是正常、健康的女性，胰島素的升高也可能造成排卵問題。**

修正妳的飲食，選用非精緻穀類等吸收慢的醣類，而非馬鈴薯等吸收快的醣類，將有助於妳能平衡血糖與胰島素濃度，進而讓調節排卵的重要荷爾蒙恢復平衡。

不過，恢復排卵並不是留意飲食的醣類份量與種類的唯一原因——小心，高胰島素與血糖濃度也會損害卵子品質。

## 血糖、胰島素╳卵子品質：高血糖使懷孕率低7倍

胰島素對卵子品質的負面效應，在做試管嬰兒的情境下特別明顯，這從研究測得的「糖化終產物」濃度可以看出來。糖化終產物是血糖濃度高而逐漸累積在血液裡的分子；這些分子的濃度偏高的女性，可以取出並

受精的卵子較少，品質優良的胚胎也偏少。懷孕率也有很大的差異——血糖濃度正常的女性懷孕率是23％，血糖濃度高的女性則僅有3～4％。

重要的是，這項研究檢驗的，不是已知有胰島素阻抗這個風險因子的女性，而是不孕因素形形色色的女性，包括輸卵管因素和原因不明的不孕症。這意味其結果**與所有求子的女性可能都有關**，顯示**要達到理想卵子品質，有控制血糖的普遍必要性**。

要進一步探討高血糖與胰島素如何減損卵子品質的問題，我們必須回頭聊聊先前提過的主題——粒線體。

粒線體是我們所有細胞內的小發電廠，生產ATP形式的能量。ATP對卵子的發育至關緊要，因此，任何干擾粒線體功能的活動，都有損卵子成熟並健全處理染色體的能力。

不幸的是，**高血糖、胰島素濃度會損害粒線體功能**。ATP濃度會因此而降低，導致處理染色體的細胞機制失調，所以染色體異常率預計也會升高。事實上，這正是研究者從動物研究中看見的結果，糖尿病老鼠的卵子染色體數目，出錯的機率高出正常老鼠甚多。

上述所有資訊顯示，女性的血糖或胰島素濃度高，做試管嬰兒時胚胎發育受損和著床失敗的風險也跟著提高，其流產率也偏高。

## 胰島素×流產風險：高阻抗造成反覆流產

　　胰島素阻抗與流產風險之間的關聯十分明顯可見，雖然醫師常會忽略就是了。10多年前，科學家發現，反覆流產的女性出現胰島素阻抗的機率，幾乎高出正常女性3倍。雖然這項關聯的確切機制尚待理解，但研究顯示，高血糖或高胰島素濃度可能大幅提升流產風險。

## 助孕飲食的良好比例：醣類40、蛋白質30、脂肪30

　　上述研究傳達出一個清楚的訊息，即血糖與胰島素失控對生育力來說不是一件好事——對所有求子的女性皆是如此。但換個角度往好處想，既然如今我們已知道胰島素濃度高的負面效用，就有機會藉由好好掌控胰島素濃度，為我們的生育力帶來翻盤的機會。

　　第一步是稍微減少醣類的總攝取量，這麼做可望對試管嬰兒成功率大有幫助，即使是胰島素或血糖問題並不明顯的女性，也一樣。在一項研究中，請過去做試管嬰兒失敗的12位年輕健康的女性減少醣類、增加蛋白質的攝取，在其卡路里中將蛋白質的攝取從平均15％增加到27％；醣類攝取也從49％減少到40％。她們照這種方式進食2個月後再做試管嬰兒療程，爾後再研究比較這次與上次週期的結果。

　　她們改善的成果很明顯，尤其是取出的卵子能存活到5天囊胚期的比

例很好。如果這些女性依照其往常的方式進食，有19％的卵子能發育成囊胚，但進行2個月的減醣、增蛋白質飲食後，她們卵子存活到囊胚期的比例提升至45％。而且，12位女性中有10位成功懷孕。

研究者從這點得出結論：「看似健康但胚胎發育不良的年輕病患，在進行試管嬰兒療程前的2個月，增加其每日攝取的蛋白質、減少每日攝取的醣類，便可能增加囊胚形成的比例。」

重點是，這項研究也指出：妳不需要為了改善卵子與胚胎品質，而採用極端手段減少醣類、增加蛋白質。就總卡路里量來看，醣類占40％、蛋白質占30％、脂肪占30％，似乎就是良好的比例。這代表想達成助孕的健康、均衡飲食，**多數人每天只要改變一餐**，例如早餐以蛋取代吐司或麥片，就能輕易達到這個比例。

為確保妳達到相近比例，妳可以使用Carb Manager這類巨量營養素追蹤APP，或是換個方法——每餐僅攝取約50克醣類，加上20～30克醣類點心（這樣一天就攝取170～180克醣類，相當於女性1天攝取1800卡路里的40％熱量）。

進一步減少飲食中的醣類，可能有助於體重過重或有多囊性卵巢症候群、糖尿病或胰島素阻抗的女性。在這裡提醒大家，大多數女性並不需要採用醣類非常低的飲食，因為極端過低也不一定有好處。在某些例子

中，生酮飲食（ketogenic diet，飲食超低醣，以蛋白與油脂為主）甚至可能提升皮質醇濃度、壓抑甲狀腺功能，反而為生育力帶來負面後果。

大多數例子的目標很簡單，就是維持血糖濃度平衡，避免過高的血糖和胰島素帶來潛在負面傷害。

降低醣類總攝取量是達到這點的第一步，但當然我們也應該記得，不是所有醣類的成分都相同。總之，選擇正確的醣類，就能加強血糖與胰島素濃度的管理，協助保護發育中的卵子。

## 助孕的正確醣類：豆籽、堅果、蔬菜、全穀類

從提升生育力的角度來看，「**最佳醣類**」就是緩慢消化、且只會適度提升血糖的醣類，如此才能避免胰島素突然飆高。這類醣類包括有：豆類、堅果、種籽、蔬菜，以及加工程度最低的全穀如藜麥、菰米、糙米、鋼切燕麥（切口較易水分滲透浸泡和烹煮）、蕎麥等等。多選擇這類粗裸原食，減少食用高度加工或精緻穀類做成的食物，將能夠幫助妳平衡血糖，提供穩定的能量值。

## 少糖飲食

下一步是**減少所有形式的糖**。有清楚的證據顯示，攝取過多的糖有

損生育力。2017年哈佛公共衛生學院研究就發現到，常喝含糖汽水的女性做試管嬰兒的結果，往往是可以取出的卵子較少，優質胚胎也偏少。整體來說，每天喝汽水1杯以上的女性，在試管嬰兒療程中活產的機率也會降低16％。

即使不是針對試管嬰兒療程的研究，也顯示糖分不利生育力。2018年一群研究者證實，每天喝1杯以上含糖飲料的女性，要花較長的時間才能成功受孕。有趣的是，**男性也一樣**，喝汽水會使他們的伴侶較晚懷孕。

雖然想懷孕的話，顯然應該戒掉含糖飲料與糖果。問題是：針對水果等其他糖分來源，妳應該戒食到何種程度？

水果、蜂蜜、蔗糖、高果糖玉米糖漿等各種糖類，其實對身體的化學作用差異微乎其微——葡萄糖、果糖、蔗糖導致血糖與胰島素升高的程度統統一樣。基於這個原因，盡量減少所有類型的甜味劑與大量添加糖的食物，是合理的做法。

水果也含有糖，但適度食用無妨。這是因為水果中的糖是包含在纖維內的，吸收較慢，某種程度上可以減少對血糖的影響。水果也提供各種有益的抗氧化劑與維生素，對生育力有強力好處。相對的，含糖飲料和添加的甜味劑並沒有這類補償性的養分——只會提升血糖與胰島素，卻無法令妳覺得飽足，也無法提供任何維生素或其他營養素。

因此，最好的做法是：**食用適量的水果，戒掉添加糖分**。大多數人都做得到每天吃2份水果（1份水果是指1顆小蘋果、或1根香蕉、或1杯莓果）。如果妳有多囊性卵巢症候群，就必須更小心控制血糖濃度，明智的做法是每天僅吃1份水果，而且要選擇低糖水果，例如莓果。

如果妳感覺水果根本不夠滿足妳，認為自己需要的是甜點，那麼少量黑巧克力會是好選擇。也請記得，維持長期正確的飲食習慣，才有益於養卵助孕。在真正有需要的時候偶爾享受一下，倒是不必有罪惡感。

## 高醣蔬菜適量攝取：蕃薯、紅蘿蔔、南瓜含維生素

幾乎所有蔬菜都是促進生育力的超級食物。**唯一需要稍微斟酌的是澱粉類或甜味蔬菜**：馬鈴薯、印度南瓜、大南瓜、蕃薯、紅蘿蔔、山藥、玉米。這些蔬菜對血糖濃度的影響高過其他蔬菜，但其中的養分大致彌補了這股影響，所以仍可適量食用。

馬鈴薯與玉米可能是例外，因為兩者對葡萄糖濃度的影響特別的明顯，含有的維生素與抗氧化劑又不算多。

蕃薯、紅蘿蔔、印度南瓜、大南瓜等之所以不同，在於它們富含對生育力非常重要的維生素A前驅物「$\beta$-胡蘿蔔素」；這些色彩鮮豔的根莖果類富含多種維生素，因此是良好的養分選擇。

## 平衡血糖的其他好處：稍微減重就改善生育力

減少糖分、選擇吸收慢而非釋放迅速的醣類還有一個好處，就是可以維持較久的飽足感，讓妳不那麼想吃醣類。因為因應血糖升高而突然竄升的胰島素，往往會導致血糖過低，讓妳很快就想要再多吃一點醣類，以免昏倒。

血糖濃度穩定攀升的話，胰島素的反應相對小，就不會使血糖濃度降得太低，從而減少血糖大起大落的機率。這可以改善妳的情緒、能量值、嘴饞的渴望等；如果妳的體重過重，這項策略也能幫助妳在不感覺飢餓的情況下減重，而這點本身對生育力有莫大的益處——**過重的女性往往只要減掉5～10%的體重，就能恢復生育力。**

## 麩質、乳類 需要禁食嗎？先禁2週看反應

麩質會造成乳糜瀉患者的不孕與流產風險，這點已經毋庸置疑。問題在於：除了乳糜瀉患者之外，每個求子的人們是否都要避開麩質？乳類也該禁食嗎？

有人擔心麩質與乳類會造成敏感者的自體免疫與發炎問題，即使他們沒有乳糜瀉。本章末將討論到，對有子宮內膜異位症、因為免疫因素而

反覆流產、本來就有自體免疫疾病的人而言，避開麩質與乳類可能是合理的 **P252** 。但對其他大部分人來說，這些食物不一定有問題。

要懷孕最好避開乳類的建議，通常是因為擔心乳製品含有的荷爾蒙可能有害生育力，但迄今的研究並未發現明顯關聯。我們從「護理人員健康研究」得知，女性攝取的全脂乳類較多，關乎較低的排卵障礙風險。在較近期的一項試管嬰兒成果研究發現，乳類攝取最多的女性，活產的機率也最高。

如果妳希望萬無一失，當然可以選擇戒絕麩質與乳類。許多非正式研究顯示，確實有面臨不孕問題的女性在戒絕這些食物後成功懷孕。妳可以先禁食2週，看看有何反應。如果整體感覺改善了，那可能顯示妳確實對麩質或乳類敏感，有必要拉長避開其中之一（或兩者）的時間。

## 地中海飲食 促進生育力，補足抗氧化劑

有益於生育力的飲食原則，第一條是平衡血糖，第二條則是全面採用地中海飲食。這種飲食法是根據希臘、西班牙、義大利南部的傳統飲食模式，偏重魚、橄欖油、豆類、富含抗氧化劑的蔬菜。歷來都認為地中海飲食是最健康的飲食模式之一，研究顯示能延年益壽，並降低心臟病、癌症、糖尿病出現的風險。

對求子女性來說，最重要的目標是——**地中海飲食能減少發炎**。這點很重要，因為發炎關乎不孕及流產的證據日益增加，諸多針對這層關聯的新研究都發表於2018年。在探討發炎的主題之前，先回顧那些採用地中海飲食能最有力促進懷孕的理由，是有幫助的——研究確實發現，採用這種飲食法能促進試管嬰兒的成功率。

2018年一項研究證實，女性在做試管嬰兒前採用地中海飲食6個月，懷孕率會大幅增加。在相關食物當中，蔬菜、全穀類、豆類、魚和橄欖油，與改善懷孕成功率的關聯最強。

這項結果是追隨先前一項針對飲食與試管嬰兒成功率的重要研究而來，該項研究檢驗荷蘭一間試管嬰兒診所的161對伴侶。

研究發現，在做試管嬰兒前，嚴謹採用地中海飲食的女性，懷孕率提高了40％。地中海飲食在這項研究中同樣是以蔬菜、蔬菜油、魚、豆類的大量攝取為特色。研究指出，這些食物大力增進懷孕率的方式有兩種：一是提供更多的特定維生素，例如葉酸、維生素$B_6$和$B_{12}$；二是提供更多的某些脂肪酸。

## ● 葉酸、維生素$B_6$和$B_{12}$  地中海飲食中的關鍵維生素

特定維生素的存在，部分解釋了地中海飲食的正面效應，而支持這

個理論的事實是，在那間荷蘭試管嬰兒診所研究中嚴謹採用這種飲食法的女性，體內的葉酸（可在穀類與蔬菜中發現）高出甚多，維生素$B_6$與$B_{12}$（可在魚、乳類、蛋、肉中發現）也稍高。

這些維生素各自以多種方式提升生育力，但是其最大的影響則如前文所提過的，是降低同型半胱氨酸這種有害胺基酸。**愈是恪守地中海飲食的女性，其同型半胱氨酸的濃度愈低。**

科學家多年來早已知道，葉酸或維生素$B_{12}$不足會導致同型半胱氨酸這種胺基酸在體內累積 `P109、122、166`，進而降低女性做試管嬰兒時的卵子數與品質，也降低了胚胎品質。同型半胱氨酸濃度高也與高流產率有關，因為其增加了染色體異常或凝血的風險。

因此，地中海飲食也許能透過增加促進生育的關鍵維生素濃度，排出同型半胱氨酸，進而改善卵子與胚胎品質，促進生育力。今日已有幾項大型研究證實，地中海飲食確實能降低同型半胱氨酸的濃度。這種關鍵好處對具有MTHFR等葉酸代謝基因變異 `P122` 的人來說，可說是特別重要，一般認為這類基因變異會提升不孕與流產風險，主要是因為會造成同型半胱氨酸濃度的提升。

對採用地中海飲食的女性來說，單是維生素$B_6$對提升生育力就居功厥偉，因為研究發現，**補充維生素$B_6$可以提升40％的懷孕率，減少30％**

的早期流產率。據發現，魚類含有的維生素B$_6$特別高，而魚類正是地中海飲食的關鍵成分。

## ●Omega-3 魚類油脂對男女生育力都好

地中海飲食另一種促進生育力、甚至能降低流產率的方式是：這種飲食法著重抗發炎脂肪與油類，尤其是魚、堅果、橄欖油的脂肪與油類。

近年的一波優質研究證實，這些不飽和脂肪為主的油脂有益於生育力，反之，飽和脂肪則可能有害。

在一項針對試管嬰兒成果的研究中已經證實，攝取足量omega-3脂肪（魚類為主）的女性，通常胚胎品質也較佳，也更容易懷孕。2017年，哈佛大學的研究者發現，血液內omega-3脂肪高於平均值的女性，做試管嬰兒的成功率也高得多。

重要的是，這項研究也做了各類omega-3脂肪的區別。**來自植物的omega-3脂肪（例如亞麻油）似乎沒有太大功效，只有魚類中的omega-3脂肪與懷孕率提升有關。**

即使不是針對試管嬰兒成果的研究也發現，多吃魚似乎能大幅促進生育力；**男性也同樣適用**。一項2018年的研究，追蹤500對想自然懷孕的

伴侶食用海鮮的情形，結果發現：每週吃2次以上海鮮的伴侶，有92％在當年年底懷孕，較少食用海鮮的伴侶則僅有79％。

哈佛公共衛生學院的奧德莉‧加斯金斯教授（Audrey Gaskins）因而指出：「我們的結果突顯出：影響懷孕時機的不僅是女性的飲食，男性的飲食也有影響，伴侶雙方都應該在飲食中納入更多海鮮，才能夠促進最大的生育功效。」

另一項以2000位女性為對象的更大型研究也顯示，攝取足量omega-3脂肪的女性，比攝取量低的女性更快懷孕，原因可能是omega-3脂肪能降低發炎，支援孕酮生產，增加子宮血流。

整合這些近期研究後，浮現出一個有趣的模式：攝取omega-3脂肪到達一定份量之後，再多的omega-3脂肪量也不會帶來更多好處。**每週吃2次左右富含omega-3的魚類，似乎是促進生育力的門檻。**

只不過，大多數求子的女性吃的份量遠低於此。有些人是因為擔心魚含汞，但實際上市場約90％的魚汞含量都很低。常吃的魚類中，含汞較多的是劍旗魚和金槍魚。至於omega-3含量相當高、而汞含量極少的魚類有很多，包括鮭魚、沙丁魚、大西洋鯖魚等。

進一步說，野生鮭魚比養殖鮭魚好，不過信譽良好的商家所養殖的

鮭魚仍是好選擇。例如全食超市（Whole Foods）這類美國有機賣場，大都採用嚴格的標準，以確保它販賣的養殖鮭魚不受抗生素或農藥汙染，也不危害環境。購買鮭魚最合算的方法是，購買大塊冷凍魚肉（例如從好市多購買）或鋁箔包魚肉。

如果妳沒有經常吃海鮮的習慣，或是妳常吃的魚類含有的omega-3脂肪很低，補充低劑量的魚油是合理做法。妳可以把這想成一種保險的方法，但研究迄今並未證實魚油補充劑可以達到和吃魚同樣的好處，至少在女性身上是如此。男性的話，魚油補充劑已經證實能改善精子品質，而合理的劑量是每天700～1000毫克的omega-3；推薦「北歐天然」（Nordic Naturals），是品質最佳的品牌之一。

## ●橄欖油 油酸、亞油酸有助卵子發育

要進一步加強生育力，最好的油是橄欖油。橄欖油是地中海飲食模式的關鍵成分，可能也是這種飲食法能促進試管嬰兒成功率的主因。橄欖油不僅富含維生素E等抗氧化劑，也含有油酸這種單元不飽和脂肪——油酸是自然存在於發育中卵子的主要脂肪之一，對卵子發育很重要。

一項2017年的研究發現，女性血液中的油酸較高，試管嬰兒療程中可以取出的成熟卵子也較多。橄欖油中含有的其他脂肪如亞油酸，也與增強生育力有關；堅果、種籽和其他植物油也富含亞油酸。

相對的，通常存在於椰子油、奶油、紅肉中的飽和脂肪，對卵子發育似乎有負面影響；紅肉攝取量高與胚胎品質偏低有關。而魚類多、橄欖油多、紅肉少的飲食，經證實可以支援早期胚胎的成長。

整體來看，研究指出我們可以藉由攝取更多魚類、橄欖油、堅果、種籽，同時減少攝取飽和脂肪與紅肉，來大幅改善生育力。

2018年發表的一項研究指出，以這種方式重新平衡脂肪攝取量，對具有MTHFR等葉酸代謝基因變異問題 P122 的人來說特別重要。這項研究特別發現，攝取較多魚類，並將單元不飽和脂肪與飽和脂肪的比例拉大，可以降低同型半胱氨酸的濃度。如前所述，這些基因變異會提升同型半胱氨酸濃度，可能會造成不孕與流產。因此，這項研究顯示，採用地中海飲食可以減少MTHFR變異對生育力的影響。

## 地中海飲食減少造成流產的發炎問題

地中海飲食可能也有助於預防非關卵子染色體問題的流產。前面各章討論的策略，大多聚焦於預防與染色體相關的流產，但其實妳還可以採取其他步驟來因應其他潛在的流產肇因。

有些女性儘管檢驗不出胎兒有任何染色體異常的問題，但仍出現反覆流產的情況。顯然她們身上發生了其他事——近年研究顯示，其中一個

嫌疑犯就是發炎。在2018年一項研究中，西班牙團隊研究一群30歲以下、至少歷經3次流產的女性，檢驗其十幾種不同的血液標記。這些反覆流產的女性，明顯不同於對照組的地方有兩個——**發炎程度偏高**（顯現在C反應蛋白這個標記上）和**維生素D濃度偏低**。

先前討論過維生素D可以減緩發炎，對預防流產很重要，但我們也能透過飲食來減少發炎。多項研究發現，採用地中海飲食可以降低發炎，尤其是降低C反應蛋白，所以這種飲食法可望減少受發炎驅使的流產風險。

「發炎」這個詞，一般指非特定的免疫活動，免疫系統的發作沒有特定目標。但在某些例子中，反覆流產也可能是較直接的免疫活動造成，例如攻擊體內自身蛋白質的特定抗體。這種免疫活動稱為「自體免疫」，在影響流產的因素中，抗磷脂質症候群便是一種自體免疫反應。

若妳已經流產1次以上，並且這類或其他抗體的檢查呈陽性，那妳或許終究需要服用免疫抑制藥物（或者抗凝血藥物）來降低流產風險。

# 因應免疫系統導致流產，修正後的生育飲食

如果妳屬於因為免疫系統而出現生育力問題的女性，進一步修正飲食法可能有益改善。常見這類問題的人包括：

- 本來就有自體免疫疾病（例如：甲狀腺疾病、乾癬、狼瘡、多發性硬化症、克隆氏症、潰瘍性大腸炎）。
- 子宮內膜異位症患者。
- 因為免疫因素（如抗磷脂抗體症候群）而流產者。

在上述所有狀況中，免疫系統對身體自己的分子產生不當反應，而往往引發很高的發炎程度。這類發炎可能減損卵子品質，造成流產的潛在風險。

綜觀以上所述，特別留意影響發炎狀況的飲食因素，可能是值得一試的。這表示妳要更著重降低糖、飽和脂肪的攝取，同時多吃抗發炎蔬菜、魚、橄欖油中的健康脂肪。不過，**許多免疫系統失調的人，還可以更進一步戒食通常認為是健康、但有時會引發敏感者免疫反應的食物——其中兩大主嫌是麩質與乳類。**

今日人們已廣泛認識到，麩質與乳類會使敏感者的免疫疾病惡化。因此，即使是最保守的內分泌醫師，也往往會建議自體免疫性甲狀腺疾病患者，在嘗試懷孕期間避開麩質與乳類。研究也發現，無麩質飲食能減輕子宮內膜異位症患者75％的疼痛。

對於受免疫因素引發流產的女性，無麩質飲食也可能有助於改善。我們知道乳糜瀉是反覆流產的常見肇因，然而，就算妳只有非乳糜瀉的麩

質敏感性，麩質仍可能造成發炎與免疫失調（實驗室檢驗可以檢測出這類敏感性）。

傑弗瑞‧布拉弗曼博士（Dr. Jeffrey Braverman）是專治反覆流產的知名生殖免疫專家，他指出：在治療反覆流產時，麩質敏感性是應該嚴肅以對的要點。雖然不是所有反覆流產的女性都對麩質過敏，但布拉弗曼博士認為：「整體來說，戒食麩質絕對不會錯。」

乳類是另一種具有潛在問題的食物，原因很簡單，因為**乳類是最常見的食物過敏原**。因此，對於受免疫引發的生育問題困擾的人，戒絕麩質與乳類對舒緩免疫系統很有長遠功效。

至於自體免疫疾病嚴重的患者，當然還有更多選擇。

飲食對自體免疫疾病的影響深遠，像我本身，就與危害甚深的乾癬性關節炎搏鬥了15年之久，所以能提供第一手見證。就我的情況來說，這種疾病導致我的脊椎與髖關節極不穩定，所以我才會找代理孕母。幾年之後，我才終於學會，如何透過飲食控制改善自體免疫問題──有興趣的讀者，可參考我2017年的著作《關節炎與乾癬基礎療法：恢復微生物基因體的健康》。

**一般我們會建議自體免疫疾病患者採用的典型飲食法，是自體免疫**

原始人飲食法（autoimmune paleo，AIP），偏重動物性蛋白、水果、蔬菜、椰子油、動物脂肪，同時戒絕穀物、豆類，以及堅果、蛋、乳類等常見過敏原。

這種飲食法的某些部分，例如避開過敏原等，對許多自體免疫疾病患者可能是有益的，然而，自體免疫原始人飲食法仍然有某些方面可能會在生育上招致反效果。

最新的科學研究顯示，許多人採用自體免疫原始人飲食法時常吃的紅肉、椰子油、印度酥油……等等，其實會大幅增加發炎的情形。相較之下，地中海飲食在舒緩免疫系統方面的效果好得多。

把上述所有飲食與自體免疫研究綜合起來，最佳方法似乎是**以地中海飲食為基礎，再戒除可能會造成自體免疫問題的某些食物**，例如穀物、黃豆、玉米、堅果、蛋、乳類。

擺脫過敏原的「低醣地中海飲食食譜」，可以參考：www.itstartswiththeegg.com/recipes。

# 酒精×生育力：界限未明，遠離比較保險

酒精是否有害生育力的問題，已經困擾了研究者數十年。1998年，一項小型但廣為人知的研究顯示，每週喝1到5杯酒精飲料，就會大幅降低懷孕機率。不過，這項研究只分析400位女性，如今已經有了更大型的研究，結果也更令人安心。

這項以40000名女性為對象的研究發現，只有每週喝到14杯以上的酒精性飲料，才會降低生育力。2016年針對6000名女性的研究也得出相同的結果，研究者依此下了結論：「每週喝14杯以下的酒類，對生育力似乎不會造成明顯的影響。」

這裡特別說明，這些研究針對的是想自然受孕的女性，因此結果未必可以延伸到本來就有生育問題、希望做試管嬰兒懷孕的女性身上。

在試管嬰兒療程的情境下，適度飲酒的問題可能稍微大一點，但影響似乎仍相對不大。2011年，哈佛醫學院研究對進行試管嬰兒療程的2000多對伴侶進行檢驗，他們發現，相較於每週據說喝4杯以下酒精性飲料的女性，喝4杯以上酒精性飲料的女性，活產的機率低了16％。2014年，另一群西班牙研究者也得出相同的結論。

在迄今最大型的一項丹麥近期研究中，追蹤該國12000名做試管嬰兒

的女性。研究指出，重度飲酒者（每週喝7杯以上）活產的機率只略為下降，每個週期的活產率是20％；非飲酒者的活產率則是22％（男性飲酒造成的趨勢幾乎一樣）。

另一項發表於2017年的哈佛研究發現，每天喝的酒精量多達12克，也不會影響試管嬰兒療程的活產率。1小杯酒含有14克酒精，也就是說這項研究中的門檻量相當於每週6杯。

當然，再怎麼謹慎也不為過，盡量把酒精攝取量壓到最低還是比較安全。但整體來說，研究指出，偶爾小酌不至於大幅降低妳懷孕的機會。

最新研究也指出，懷孕前偶爾小酌不會增加流產或死產的風險。不過這裡要把界線劃清楚，諸多研究顯示，**懷孕期間定期喝酒會增加流產風險，可能是因為酒精會干擾胎兒發育**。然而，懷孕前少量到適度的酒精攝取，不至於帶來這類麻煩。

這正是「護理人員健康研究」2016年基於27000多名懷孕個例的發現結果。研究因而下結論，懷孕前攝取酒精和流產或死產風險無關。這項研究僅限於沒有流產史的女性，不過其他研究者也指出，酒精攝取與反覆流產之間的關聯也不算大。

**最保險的做法，顯然是想懷孕的時候就遠離酒精。**這仍然是美國疾

病管制中心的建議，它說明：「我們尚不清楚懷孕期間或嘗試懷孕時，攝取多少酒精才算安全。」

但對於在嘗試懷孕期間攝取酒精，美國疾病管制中心主要擔心的似乎是**女性有可能懷孕了卻不自知**，因為大部分的人都是在懷孕4到6週後才發現。基於各式各樣的原因，在那段期間攝取酒精是問題重重的；但要是妳才剛做試管嬰兒失敗或剛流產，或心知肚明自己目前沒懷孕的話，最近的證據顯示，那個時候來1杯酒倒不無道理。

# 咖啡因╳生育力：茶類也有咖啡因，關乎流產

另一項話題飲料，懷孕期間喝多少咖啡因才安全，也是爭議性高的議題。同樣的，這裡的主要疑慮是，咖啡因是否會增加流產風險。

多年來我們已知道，懷孕期間每天攝取數杯咖啡，可能會大幅提升流產風險。不幸的是，懷孕前喝咖啡似乎也會帶來負面效果。2018年一項針對15000名孕婦的研究發現，相較於懷孕前沒有攝取咖啡的女性，懷孕前每天喝4杯以上咖啡的人，流產的機率高出20％。

每天所喝的咖啡比較少的女性，則沒有那麼高的風險；但即使是攝取量低，還是會提高流產風險。那項發現與先前的研究結果相符，先前的

研究發現，懷孕期間即使每天僅攝取50～150毫克的咖啡因，也會提升流產風險。

從實際生活來說明，1杯咖啡的咖啡因量通常是100～200毫克（星巴克中杯濾式咖啡含有260毫克咖啡因；雙份卡布其諾則是150毫克咖啡因）。許多人也低估了茶葉裡含有的咖啡因量，1杯綠茶通常含有25毫克左右的咖啡因；1杯紅茶則含有50毫克左右。因此，研究指出，1天只要喝1杯茶或不到0.5杯的咖啡，流產風險就開始爬升。

此外，即使大多數研究發現，咖啡因不會影響生育力，但有些研究仍顯示咖啡因會讓人較不容易懷孕。一項耶魯大學的研究顯示，過去習慣喝茶或咖啡但接受生育療程前已停止的女性，其懷孕和活產的機率比開始療程後仍在喝茶或咖啡的女性高。另一項研究也發現，咖啡因與試管嬰兒療程中的優質胚胎數減少是相關的。

因此，雖然完全暫停喝茶或咖啡不是首要之務，但是，留心自己經每天已攝取了多少咖啡因還是有道理的。

1天1杯茶或0.5杯咖啡影響可能不大，但逐漸改成低咖啡因的茶或咖啡是更安全的選擇（用幾個禮拜慢慢改變，可以避免戒斷性頭痛）。在家泡低咖啡因的咖啡時，最好買以「瑞士水處理法」（溫水洗豆去咖啡因）的有機咖啡豆，而避開化學溶劑進行低咖啡因處理的產品。

推薦品牌請見：www.itstartswiththeegg.com/coffee。

# 全面生育飲食法：粗穀減醣、多海鮮、好油脂

科學證據已清楚證實，某些醣類會使血糖濃度突然竄升，進而造成荷爾蒙的重大干擾並降低卵子品質，最後損害生育力。

我們建議最好全面減少醣類攝取，並選購藜麥、菰米。除此之外，豆類等天然全食，可以維持血糖穩定，進而平衡各種荷爾蒙，大力增進卵子品質。

近年的研究也顯示，一般模式的地中海飲食與改善生育力有關，能大幅促進試管嬰兒的成功率。

採用地中海飲食的建議有很好的理由──這種飲食法偏重蔬菜、健康脂肪、豆類、海鮮，這些食物含有較多與降低發炎、改善生育力有關的維生素與脂肪酸。

# 養卵助孕飲食行動：Do and Don't

具體實踐要增進生育力，日常三餐請選擇以下列食物為基礎飲食：

- 選擇吸收慢的醣類，像是藜麥、菰米、鋼切燕麥、蕎麥、扁豆及其他豆類等未加工食物。
- 限制澱粉類但色彩鮮豔的蔬菜之食用量，例如蕃薯、印度南瓜、大南瓜、紅蘿蔔等。
- 多選擇綠葉蔬菜與其他非澱粉類蔬菜。
- 適量攝取水果（1天2份）。
- 食用未加工的精瘦蛋白質，例如魚肉、雞肉、豆類。
- 食用健康脂肪，例如橄欖油、酪梨、堅果、種籽等。

相反的，三餐需要避開某些食物，比較能進一步促進妳的卵子品質與生育力：

- 精緻醣類，如白麵包、高度加工的早餐麥片。
- 添加糖和其他甜味劑。
- 如果妳有發炎或自體免疫問題（包括反覆流產、子宮內膜異位症、甲狀腺疾病等），要避開麩質與乳類。
- 咖啡因與酒精（知道自己尚未懷孕時，偶爾小酌1杯應該無妨）。

Chapter

# 14

# 希望的另一半：妳男人的 精子品質

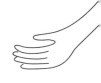

從不可能到可能，差別就在人的毅力。
——湯米·拉索達（Tommy Lasorda）

針對每對求子生育的伴侶，本書說了很多女性卵子品質的重要性，但男性精子品質也很重要。

## 為何想要孩子這麼難？別讓迷思比事實更難搞

做試管嬰兒時，若女性的卵子品質不佳或可取出的卵子數很少，精

**子品質更顯重要**，不論她的問題是出在與年齡相關的不孕症或其他原因。在這類情況下，女性更不能將僅有的幾顆優質卵子浪費在非最佳品質的精子上。因此，男性也有責任確保他已經盡力為生育等式做出最佳貢獻。

正如新研究所顯示的，精子品質可能是反覆流產的一項主因，因此在嘗試懷孕前幾個月，男性更有理由要全力改善精子品質。

所幸，促進精子品質也有好多方法——服用補充劑、採用有多年科學研究支持的其他策略。但首先，我們得先驅散某些與男性生育力有關的普遍迷思。

### 迷思1 難懷孕通常是女性的問題？

一般以為懷不上孩子是女性的問題，事實不然；其實男性不孕的問題幾乎占了50％的原因，所以男女雙方都有責任要努力。大眾之所以有「女性不孕問題較常見」的錯誤觀念，可能是來自生育診所的療程、藥物、注射等諸多治療，通常都是針對女性，而非男性。

儘管女性幾乎總是人工授精或試管嬰兒等生育療程的主要焦點，事實上在許多病例中，只要克服精子品質的問題，事情就解決了。但即使是以上述先進的生育療法來變通，精子品質低下仍是一項限制性因素，也會增加流產風險。

說到底，不論是想自然懷孕或做試管嬰兒，男方在生育等式中的角色至關緊要，只是獲得的關注卻微乎其微。

造成此狀況的部分原因出在**生育診所做的傳統精液分析根本完全不夠**。傳統精液分析會進行以下三項標準檢驗（合稱「精液參數」）：

(1) **精子數／濃度**：精液每單位體積內的精子數。
(2) **活動力**：精子穩定游向卵子的能力。
(3) **形態**：精子形狀與整體外觀正常的比例。

參數中任一項出錯了，都必然會增加懷孕的難度，但這種傳統精液分析並未道出全貌。各項的篩檢結果或許再正常不過，但不良的精子品質仍是懷孕的障礙，因為傳統檢驗**並未充分檢查精子的DNA缺損程度**。

## 精子DNA品質影響懷孕率、遺傳病

最新研究顯示，DNA品質比傳統精液參數更重要。「DNA品質」這個詞反映出DNA是否有個別突變、是否過多或過少複製了染色體、DNA鏈是否出現物理斷裂等；最後一項傷害會導致染色體碎裂，這也是今日以先進精子品質分析可以實際檢驗出的傷害。

每種DNA傷害都會導致自身出現一系列問題：減少受精機會、降低

胚胎著床使女性受孕的機率、增加孩子出生時帶有嚴重天生缺陷或自發變異造成基因疾病的風險。

如今已有更多證據顯示，**精子DNA缺損也會增加流產風險。**

在一項近期研究中發現，伴侶有原因不明的流產史時，精子DNA缺損程度也高得多，這顯示這類DNA缺損可能是流產的一個成因。2019年的一項研究指出，伴侶如果有反覆流產的歷史，精子內出現DNA損傷的機率高出2倍。另一項2017年的研究也發現，精子DNA缺損的程度，對做試管嬰兒的懷孕率影響深遠。

簡言之，精子DNA缺損的程度是許多伴侶能否懷孕的重要因子，這對曾流產或做試管嬰兒失敗的伴侶來說，又尤其關鍵。在這些例子中，繼續檢驗DNA碎片化的情形很有益。最精確的這類檢驗之一稱為「精子染色質結構分析」（SCSA），可透過SCSA診斷中心（SCSA Diagnostics）進行，費用大約是500美元，但保險可以支付，還能潛在避免試管嬰兒療程失敗的代價。

## 迷思2 男性生育力50歲後才會下降？

事實是，典型的45歲男性，生育力比年輕10歲的男性低落許多，**精子品質早在35歲就開始下滑。**下滑的原因，有一大部分是由於高齡男性

的精子出現DNA斷裂、DNA突變和其他染色體異常的情形較頻繁。事實上，精子DNA碎片化的情形，從30歲到45歲會增加1倍。

男性生育力隨年齡下降的情形往往備受忽略。許多人誤以為容易流產或孩子容易出現唐氏症等天生缺陷，是因為高齡產婦的緣故，男性的年齡對這些結果沒有影響。可是研究顯示，年逾40歲的男性，孩子出現重大天生缺陷的機率高出20％；精子DNA缺損率提升，也會將流產風險提升1倍以上。

受年齡影響的不僅是精子的DNA，**精子活動力也在35歲以後開始下滑，年齡對精子數與精子形態也有負面影響**。

然而，也不是只有壞消息。研究顯示，有些精子品質下滑的問題是可以避免及逆轉的。

有幾項研究發現，採用健康的飲食法、服用正確的補充劑，可以使高齡男性恢復接近年輕男性精子的品質，而這正把我們帶到最重要的下個迷思議題。

## 迷思3 無論做什麼，都改變不了精子品質？

精子品質無法改變？數十年來的科學研究，已駁斥這廣為人知的迷

思，顯示精子品質、甚至精子的DNA品質，都是可以改善的。**改善精子品質有諸多好處：增加懷孕機會（無論是自然懷孕，還是藉由試管嬰兒等人工生殖輔助技術懷孕）、降低流產與出現天生缺陷的風險。**

要了解可以做哪些事來增進精子品質，先理解精子因何受損是有幫助的。

**產生每個精子的週期大約需要2個多月。**在這段時期，影響這段過程的環境與生活因素琳瑯滿目，好壞皆然。而就我們迄今的理解，這段時期影響精子品質最重要的因素是──**氧化。**

氧化是人體內的化學反應，類似金屬生鏽或蘋果褐變。精子產生的時候，這段生物過程也會產生正常、健康的氧化量，並同時出現一群防止氧化失控的防禦者。這個防禦系統囊括維生素C、E等抗氧化劑（精子的維生素C濃度特別高），以及一些只為了保護精子不受氧化傷害而存在的特殊酵素。

氧化傷害，是指接觸毒素或維生素不足等生活因素造成太多氧化，或使抗氧化防禦系統變弱的結果，一般被認為是**高達80％的男性不孕症**的一項成因。

氧化影響著傳統的精液參數（精子數、活動力、形態），也影響對

精子DNA造成的傷害多寡。克里夫蘭醫學中心的研究證實，精子氧化程度高的男性，DNA碎片化的情形也較多廣，功能正常的精子也偏少。

感染、阻塞、靜脈擴張（精索靜脈曲張）等醫療問題，大約占男性不孕病例的四分之一。如果男性出現上述情形，可能需要藥物或小手術來改善精子品質。不過，在這類傳統醫學治療之外，還是不能不留意可以改善精子品質的生活與營養因素。

事實上，改善精子品質的自然方法，對有泌尿問題的男性甚至更重要，因為許多問題都會增加精子的氧化傷害，進而造成不孕。

改善精子品質對卵子品質不佳的女伴也特別重要。不同於精子，卵子有能夠修復DNA缺損的專門機制，讓卵子能克服某些受損精子的負面效應。不過，DNA修復過程只有在優質卵子中才會有效運作，而高齡女性的卵子可能無法充分修復品質不良的精子造成的DNA缺損，因此要懷孕難上加難。

## 精子品質補充劑

所幸，對大多數男性來說，精子品質可以透過維生素補充劑來部分掌控，此外還可以採用其他簡單步驟來防止氧化傷害，進而保護生育力。

## 每天攝取含維生素、抗氧化劑的綜合補充劑

改善精子品質最重要的一件事，是每日服用含有各種維生素、與抗氧化劑的綜合補充劑。已經有數十項研究清楚證實，每日服用抗氧化補充劑可以改善精子品質、增加懷孕機會，對想自然懷孕和正在接受生育治療的伴侶都很實用。

這個研究領域的一項系統性回顧，在分析34份研究的結果後判定，服用抗氧化劑補充劑的男性，最後女伴懷孕的機率高出4倍多；相較於沒有服用抗氧化劑的男性，他們的活產率也高出近5倍。而且，**沒有任何研究顯示，抗氧化劑療法會帶來有害副作用。**

有些研究顯示，抗氧化劑對精子DNA缺損造成的不孕特別有效。在一項研究中，在進行卵胞漿內單一精子顯微注射（ICSI，一種類似人工授精的方法，但精子是直接注射到卵子中）仍無法使卵子受精後，每日給予DNA碎片化程度嚴重的男性維生素C與E，持續2個月。研究發現，下次再進行ICSI時，他們的精子大有改善，臨床懷孕率從7％跳升到48％。

不同研究使用的抗氧化劑組合也不同，但在這類研究中，最常被當成研究對象的是維生素C和E、鋅、葉酸、硒。維生素C和E可以直接當成抗氧化劑使用，鋅、葉酸、硒預防氧化的方式則較複雜，例如輔助抗氧化酵素等；鋅或葉酸不足也可能直接促使DNA缺損增加。

許多研究試圖找出當中最有益處的是哪種維生素（或哪種組合的維生素），但只要每日服用綜合維生素就能涵蓋所有根本，獲得的效益可能最大。特別針對男性的綜合維生素是好選擇，因為含有的硒或許較多。

如果有反覆流產或做試管嬰兒失敗的歷史，服用含有甲基葉酸而非合成葉酸的綜合維生素很重要。這是因為新研究發現，反覆流產與男方的葉酸代謝基因缺陷可能是有關聯的；這類缺陷可能會影響精子當中的DNA品質，進而提升流產風險。

綜合維生素的推薦品牌，請見：itstartswiththeegg.com/male-supplements。

理想的情況是在**嘗試懷孕前2、3個月開始服用綜合維生素**，但在試圖懷孕前的任何時候提升自身抗氧化程度，對生育力都是有益的。

## 輔酶Q10防禦DNA氧化

雖然綜合維生素是最好的起點，但還可以添加其他幾種抗氧化劑，

加強保護精子品質。其中最有效的是輔酶Q10——一種強力抗氧化分子，存在於人體內幾乎每個細胞。

輔酶Q10對精子品質特別有益，因為它不僅是抗氧化劑，也是生產能量的關鍵成分。

研究者早在多年前就知道，精子品質與自然存在於精子內的輔酶Q10濃度之間，是有關聯的。輔酶Q10濃度較低的男性，精子數也容易偏低，且活動力不佳。

近年幾項不同的隨機、雙盲、安慰對照組研究已判定，服用輔酶Q10能改善精子的濃度、活動力與形態。

一項近期研究也發現，**結合輔酶Q10、抗氧化劑、維生素B$_{12}$不僅能改善傳統精液參數的表現，還能大幅提升精子DNA的健全度。**

一般認為輔酶Q10改善精子品質的途徑之一，是增加抗氧化酵素的活動。此外，輔酶Q10也能增加細胞的能量生產，充足的ATP分子形式的能量，對精子生產與活動力絕頂重要，而細胞只有在輔酶Q10充足時才會產生ATP。因此，雖然還未經證實，但輔酶Q10補充劑或許可以促進能量生產，進而改善精子品質。今日已經證實的是，輔酶Q10可以預防精子DNA的氧化傷害，光是這點，就是補充輔酶Q10的充分理由。

選擇輔酶Q10產品時，已知泛醇（ubiquinol）形式是很好的選擇（第六章討論過 **P138**），建議劑量通常是每日200毫克。生育問題特別嚴重的伴侶，每日400毫克可能更有效。

# 「進階」精子品質補充劑，3個月明顯改善DNA缺損

萬一已知精子品質確實是問題，或是曾有試管嬰兒失敗或反覆流產的經驗，進一步添加幾種經證實能改善精子品質的補充劑或許有益。最有效的補充劑包括：

- 硫辛酸
- omega-3脂肪（魚油）
- 左旋肉鹼

以上每種補充劑都有清楚的科學證據支持，我就各舉一個例子：一項隨機、雙盲、安慰劑對照組研究發現，男性每日服用硫辛酸，12週後就能大幅提升總精子的數量、濃度、活動量。

建議劑量是每天服用標準硫辛酸補充劑600毫克。如果選擇的是R型硫辛酸，每天服用200、300毫克可能就夠了。

多項雙盲、安慰劑對照組試驗也發現，omega-3魚油能改善精子品質，特別有助於改善精子的DNA缺損。在2016年的一項研究中，男性服用魚油3個月之後，含有受損DNA的精子比例從平均22％降至9％。這項研究所使用的魚油劑量是每日1500毫克，其中包含990毫克的DHA（二十二碳六烯酸）和135毫克的EPA（二十碳五烯酸）。此外，也可以服用2顆「北歐天然」的DHA Xtra膠囊來達到相近的劑量。

如果檢驗結果顯示精子活動力有問題，左旋肉鹼是另一種有效的補充劑。隨機研究發現，平均而言，左旋肉鹼可以改善8％的精子活動力、5％的精子形態。不過，肉鹼對男性精子氧化傷害嚴重者，效果顯得大許多。在那些病例中，肉鹼可以將活動力強的精子總數提升到2倍多。因此，肉鹼對精索靜脈曲張導致精子品質不良的問題似乎特別有效，建議劑量是每日1000毫克。

肉鹼還有另一種形式的補充劑，叫做「乙醯左旋肉鹼」。人體會自然維持左旋肉鹼和乙醯左旋肉鹼兩種形式的平衡，而研究也發現，無論選哪種形式的肉鹼服用，都可以改善精子品質；優先選擇左旋肉鹼只是因為其相關研究較多。

雖然服用上述所有補充劑幾個月無疑很不方便，但卻能大幅改善懷孕成功率。為了讓伴侶免於再次受試管嬰兒療程失敗或流產所帶來的身心之苦，這樣的努力往往是值得的。

# 提升精子抗氧化的關鍵飲食法

要充分發揮抗氧化劑對提升精子品質的功效,盡量從飲食吸收抗氧化劑也是好點子。多年的科學研究已證實這麼做的好處,這些研究發現,男性的飲食中含有的抗氧化劑高,較容易產生染色體數正確的精子,還能加強精子數與活動力等精液參數的表現。

我就舉一個例子,近年的一項研究發現,攝取較多水果、燕麥的男性,其精子品質也較佳。帶來這種好處的一個可能營養素是葉酸,水果、蔬菜、強化燕麥中含有的葉酸量就特別高。

所有求子的女性都會被告知要補充葉酸,而如今研究者也了解到,**葉酸對男性也不可或缺**;葉酸在保護精子DNA方面扮演著關鍵角色。

近期一項在加州的研究顯示,食物中的其他抗氧化劑,甚至能預防或逆轉精子出現與年齡相關的DNA缺損問題。這項研究以沒有已知生育問題的男性為對象,結果發現(從食物和補充劑)攝取維生素C和E、葉酸、鋅總量最高的男性,精子出現DNA缺損的情況也少得多。

事實上,攝取上述營養素最多的男性,其精子的DNA品質近似年輕男性。這項傑出的發現顯示,我們或許可以預防與男性年齡相關的生育力下降、流產率與天生缺陷增加等一大部分問題。

營養的飲食很重要，因為綜合維生素中的特定抗氧化劑，可能只是食物中自然蘊含的各種抗氧化劑中的一小部分。

番茄紅素就是能促進精子品質但典型綜合維生素不會包含的抗氧化劑；這種強效抗氧化劑存在於番茄中，當番茄經過加熱烹煮，例如做成番茄醬時，濃度會變得特別高。

其他強效抗氧化劑包括：讓莓果類呈深紫色的花青素；番薯、蘿蔔中含有的 $\beta$-胡蘿蔔素。其他廣為人知的抗氧化劑來源還有綠茶、黑巧克力等。不過，其中的抗氧化劑對精子品質究竟有何助益，我們所知的仍然不多。在我們獲知哪種抗氧化劑最有益之前，最佳辦法就是**食用各式各樣的蔬果，特別是色彩最鮮豔的種類**，因為其中所蘊含的抗氧化劑通常來說是比較高的。

**選用殘餘農藥自然偏少的蔬果也特別有用**，包括木瓜、鳳梨、芒果、蜜瓜、酪梨、高麗菜、洋蔥、豌豆、青花菜等。在近期哈佛公共衛生學院學者的一項研究中，食用較多這類低農藥蔬果的男性，總精子數高出169％，精子濃度高出173％。

在抗氧化劑之外，也有諸多強力研究指出，本書第十三章詳細討論過的那些飲食因素也適用於男性。特別是有研究指出，**減少糖與紅肉的攝取，多吃魚與未精製的全穀類**，對男性生育力的好處甚巨。

# 減少飲酒，做試管嬰兒者尤其節制

重度攝取酒精無疑與精子品質不良有關，但適度飲酒的影響則尚無定論。許多研究顯示沒有影響，但有些研究仍指出，男性即使是適度飲酒，也和其生育力降低有關，尤其影響做試管嬰兒的成果。

加州大學研究者有研究評估男性在體外人工授精療程期間飲酒是否會影響生殖結果。研究發現，男性每天多喝1杯酒，未達到活產的風險就增加1倍以上。在這項研究中，對活產率的影響似乎有一大部分是因為伴侶中的男性在試管嬰兒週期前的那個月飲酒，因而提升了流產率。

一項最近在巴西的研究在分析生育診所中的男性後發現，飲酒會降低精子數、精子活動力和受精率。攝取酒精已知會增加全身各處的氧化壓力，這解釋了何以酒精對精子會產生負面影響。

偶爾小酌一杯可能影響甚微，但超出小酌的程度就要謹慎了，若你和另一半正在與懷孕問題辛苦搏鬥的話，就更要三思而後行。

# 減少接觸環境毒素，降低氧化壓力

生活因素影響精子品質的威力還不只飲食。高達80％的不孕男性都

有氧化壓力的問題，而一般認為日常環境毒素是氧化壓力的一大成因。毒素會降低抗氧化酵素的活動，往往因此造成氧化程度升高，同時對精子品質還有其他有害影響。

在美國登記使用的化學物質超過80000種，但其中僅有一小部分的安全性經過分析，針對生殖傷害的研究更是少之又少。

在我們每天都會暴露於其中的化學物質當中，哪種毒素會對求子的男性帶來最多問題，我們尚不清楚。然而，**迄今最清楚證實會傷害精子品質的毒素，也正是傷害發育中卵子的那些毒素**——鄰苯二甲酸酯類、雙酚A；兩者都是無所不在的化學物質，歷來已知會干擾荷爾蒙活動，即所謂的「內分泌干擾物」。

## ●鄰苯二甲酸酯 傷害男女生育力的內分泌干擾素

鄰苯二甲酸酯（phthalates）是一群又稱「塑化劑」的化學物質，使用在一切日常用品中，從古龍水、洗衣粉、空氣芳香劑，到以乙烯或PVC製作的柔軟易彎的塑膠等，無所不包。

我在第三章已經詳細說明過，這些化學物質是禁止使用在孩童玩具中的，歐洲也禁止某些鄰苯二甲酸酯使用在個人護理產品中。但整體來說，我們對遏止鄰苯二甲酸酯大量使用在日常生活中，所付出的努力仍然

很少，儘管科學家20多年前就知道，這些化學物質經人體吸收後會干擾體內的關鍵荷爾蒙。

鄰苯二甲酸酯做為內分泌干擾素，會造成諸多有害效應，包括經子宮接觸而造成男嬰的生殖器官畸形。經過多年激烈爭議，鄰苯二甲酸酯損害成年男性精子的作用，如今似乎已有定論。

男性一般接觸到的鄰苯二甲酸酯濃度，證實會造成其精子的DNA缺損，同時減損傳統精液參數所顯示的精子品質。這種傷害是各方面的，包括改變荷爾蒙濃度、造成氧化壓力等。偏高的鄰苯二甲酸酯，又特別與睪酮及其他與男性生育力相關的荷爾蒙濃度偏低有關；一項針對10000多名受試者的大型研究顯示，鄰苯二甲酸酯濃度偏高與更廣泛的全身性氧化壓力有關。

最後，即使鄰苯二甲酸酯只造成精子品質略微下滑，但卻可能會轉使生育力大幅下降。美國生殖醫學學會研究在2013年的會議中發表了一項研究，該研究檢視在500對伴侶中鄰苯二甲酸酯的濃度與懷孕率之間的關聯。他們發現，體內鄰苯二甲酸酯濃度最高的男性，在1年內使伴侶受孕的機率低了20％。

男性在家時可以盡量少用乙烯／PVC，減少接觸鄰苯二甲酸酯的機會；改用標示「不含鄰苯二甲酸酯」的不同品牌洗髮精、刮鬍膏、除臭劑

（例如Every Man Jack、Burt's Bees、Caswell-Massey）；避免使用不必要的香水，例如古龍水、芳香洗衣粉等。盡量少買加工食品，多吃在家烹調、食材天然的餐點，也能大幅降低鄰苯二甲酸酯的暴露量。

## ● 雙酚A 干擾精子生產、造成精子DNA斷裂

雙酚A簡稱BPA，是另一種對男性生育力造成潛在危險的毒素。這種化學物質及其近親在罐頭食品、重複性用途的塑膠食物貯藏容器、發票收據塗料中很常見。研究者早就對雙酚A抱持戒心，因為這是一種已知會模仿雌激素效果的內分泌干擾素。

在最早分析雙酚A與精子品質關聯的研究當中，密西根大學的研究發現，尿液中的雙酚A濃度偏高與精子數、活動力、形態的表現偏低有關；精子DNA缺損的比例則會變高。此後的其他研究陸續證明，雙酚A濃度偏高的男性也比較容易出現精子數低、精子品質不良的情形。除此之外，動物研究也直接觀察到，每日暴露在雙酚A中會干擾精子的生產，造成精子的DNA斷裂。

儘管雙酚A對精子品質有哪些影響仍有若干爭議，但今日的證據已經再充分不過地顯示，我們務必小心以對。最重要的實際步驟是，避開罐頭與高度加工食品，並以玻璃或不鏽鋼製品取代塑膠廚房用具，更詳細的討論請見本書第二章。

## ●鉛、其他重金屬 造成精子異常

鉛危害人體健康，這點毋庸置疑。所幸政府已經採取行動，大幅減少了我們環境中的鉛。儘管如此，如果想生子還是要更小心為妙，因為研究發現：當男性體內的鉛濃度偏高，精子數也會大幅降低，異常精子的比例也偏高。

使用經認證可除鉛的濾水器，是減少接觸鉛的一個好辦法。關於特定品牌的建議，請見美國環境工作組織的濾水器線上購買指南。老舊油漆是接觸到鉛的另一種可能來源，所以如果家裡的油漆老舊剝落，請考慮購買鉛含量測試套裝包。一進門就脫鞋是另一個好步驟，因為研究發現鞋子帶進家門的塵土，是居家灰塵的主要鉛來源。

為因應環境中其他各種化學物質的風險造成精子品質不佳，就算再小心也不為過：最好盡量少碰觸家用農藥、除草劑、殺蟲劑；如果嗜好或工作是焊接，或是必須使用甲醛農藥或有機溶劑，也應該更加謹慎；如果特別關心環境毒素，美國環境工作組織網站提出了如何避開阻燃劑、砷等十多種常見內分泌干擾素的建議（請見本書第三章的總結 P090 ）。

## ●市售潤滑劑 含化毒降低精子活動

近期研究顯示，還有一群化學物質也會干擾生育力，就是潤滑劑含

有的化學物質。**研究顯示，大多數潤滑劑品牌會大幅降低精子活動力、使DNA碎片化**。因此，選購特別適用於求子伴侶的潤滑劑很重要。根據2014年一項比較各牌潤滑劑的研究，Pre-Seed這個品牌對精子功能的負面影響最少。

## ●高熱源 遠離手機和過緊內褲，保持涼爽

雖然這點人們普遍以為是迷思，但科學研究確實顯示，手機放褲袋對精子品質有負面影響。克里夫蘭醫學中心研究發現，使用手機會降低精子在數量、活動力、存活率、形態的表現，如果每日接觸時間長，影響就更大。這群研究者也發現，將精子樣本暴露於手機輻射中1小時，會大幅降低其活動力與存活率，增加其氧化跡象。

手機所發射的射頻電磁波，結合了電磁波與可能含有氧化壓力的其他效應所產生的熱，一般認為是有損精子的。這些影響都是把手機放在非常接近人體的地方才會產生，**把手機從褲袋拿出來**，可以減少暴露量。

40多年前，研究者就已知道溫度升高會損害精子品質。從發燒帶來的效應，就可以輕易看出熱度對精子品質的影響，**高熱會導致精子數和活動力下降；發熱得愈久，對精子品質的影響就愈嚴重**。

其他因素也會提升重要部位的溫度：整天久坐、洗或沖熱水澡、穿

緊身內褲。在一項為期6個月的研究中，見識到**穿緊身內褲的男性精液參數下降了50％**。受試者改穿寬鬆的內褲後，精液參數就改善了。

許多生育診所會建議男性，在蒐集精子樣本前1週少洗或沖熱水澡，但我們知道還有其他方法可以避免過熱，例如不要一直坐著、定時起身走走，還有穿寬鬆的內褲等。

我們也知道1週可能太短，**精子生產的完整過程需要2個多月**，而其早期階段對熱的反應可能同樣脆弱，能保持涼爽愈久愈好。

## 促進精子品質的全面計畫

● 每日服用綜合維生素，在嘗試懷孕的幾個月前開始最理想。如果有做試管嬰兒失敗或流產的歷史，最好選擇含有「甲基葉酸」而非合成葉酸的形式。

● 要減少精子DNA缺損，改善精子的數量、活動力、形態，請考慮添加以下補充劑：

　・**輔酶Q10（泛醇、或Bio-Quinone）**：每日早餐服用200毫克；問題嚴重者可考慮提升到每日400毫克。

　・**魚油**：2顆北歐天然的DHA Xtra膠囊，或至少可提供900毫克DHA的他牌魚油。

・**R型硫辛酸**：每日200〜300毫克，最好是空腹服用，但如果和早餐一起服用比較方便，也無妨。

・**左旋肉鹼**：1000毫克，有無進食皆可。

● 採取色彩鮮豔的蔬果飲食，以進一步加強維生素、抗氧化劑濃度。

● 限制糖和紅肉的攝取量，多吃魚和未精製的全穀類。

● 減少酒精攝取量，尤其是在試管嬰兒的事前準備期間。

● 減少接觸已知會損害精子的各種毒素：鄰苯二甲酸酯類、雙酚A、鉛、市售潤滑劑中的化學物質。

● 別把手機放在褲袋。

● 保持重要部位涼爽。

# 實現幸福夢想，請與身旁女性分享訊息

　　卵子品質對生育具有深遠的含意，因此所有求子的女性都應該知道，要做哪些事來保護卵子品質。如果妳發現本書實用，請協助將訊息傳給其他正與不孕問題搏鬥的女性。

　　我期望本書提供的資訊，能夠協助他人克服卵子品質造成的生育難關，最後實現他們生出健康寶寶的夢想。簡而言之，我希望別人能和我一樣幸運。

　　想了解更多成功故事、最新研究結果、常見問題的答案等，請加入我每月一次的電子通訊群組：www.itstartswiththeegg.com/email-updates。

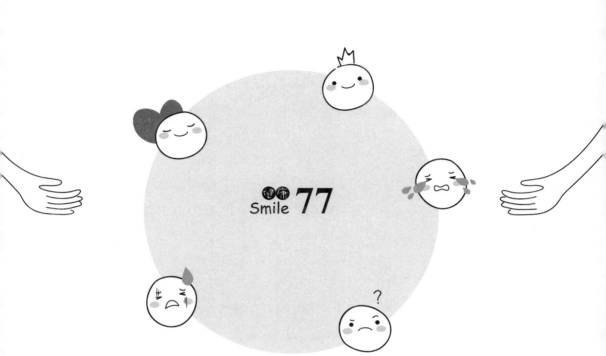

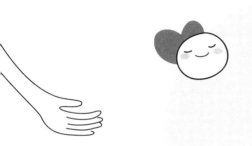

Smile 77